ÉTUDES

SUR

LE TARTRE STIBIÉ.

ÉTUDES

SUR

LES EFFETS PHYSIOLOGIQUES

ET THÉRAPEUTIQUES

DU TARTRE STIBIÉ,

Par Eug. BONAMY, D.-M.,

MÉDECIN DES ÉPIDÉMIES DE L'ARRONDISSEMENT DE NANTES,
MÉDECIN SUPPLÉANT A L'HÔTEL-DIEU DE CETTE VILLE.

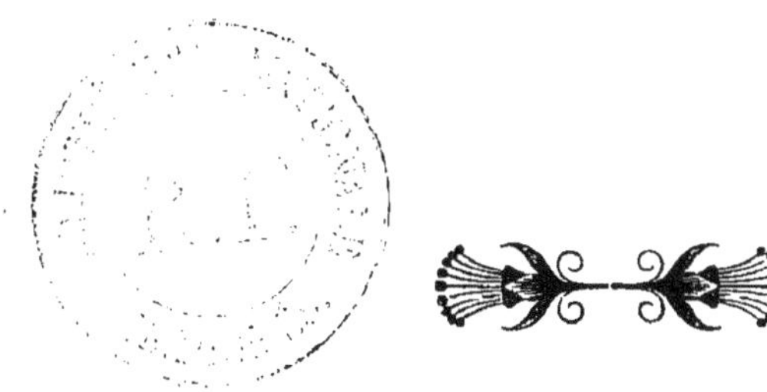

NANTES,

IMPRIMERIE DE M.me V.e CAMILLE MELLINET.

—

1848.

ÉTUDES

SUR

LES EFFETS PHYSIOLOGIQUES

ET THÉRAPEUTIQUES

DU TARTRE STIBIÉ,

PAR EUG. BONAMY, D.-M.,

MÉDECIN SUPPLÉANT A L'HÔTEL-DIEU DE NANTES.

OUVRAGE COURONNÉ AU CONCOURS DU BULLETIN DE
THÉRAPEUTIQUE, A PARIS, EN 1841.

INTRODUCTION.

Bien que l'emploi du tartre stibié à haute dose, dans
diverses maladies, et particulièrement dans la pneumonie,
ait été l'occasion de bien des études, de bien des con-
troverses, la science n'a point encore dit son dernier

1

mot sur ce sujet, et, même, l'incertitude est encore si grande parmi les médecins, que toute opinion sur l'opportunité de cet emploi est possible et trouve des défenseurs plus ou moins fervents; chose certainement étrange, quand il s'agit d'un médicament énergique, dont la plupart des effets sont palpables et presque grossiers.

Le temps de recueillir les faits et de les comparer aux mille faits déjà mis au jour, mais épars dans les diverses collections, n'est donc point encore passé : c'est ce travail que j'ai entrepris, pensant pouvoir faire sortir de ce rapprochement quelques vérités utiles.

Les effets de l'agent dont il est question, avons-nous dit, sont matériels, éminemment palpables. La plupart ont été observés. Que reste-t-il donc à faire ?

Il reste à les réunir par groupes, suivant leurs analogies ; à en ajouter de nouveaux, également saisissables, pour arriver, s'il est possible, à dire comment l'agent est utile ; comment il est nuisible dans des cas donnés ; comment on développera ses influences bienfaisantes, en atténuant ses effets pernicieux.

Si j'établis des conclusions relativement à ces diverses questions, ce sera avec grande réserve; mais du moins j'aurai fourni des documents pour leur solution.

Toutes les conséquences de l'administration du tartre stibié qui sont connues de moi, bonnes ou mauvaises, heureuses ou malheureuses dans leurs résultats, seront consignées ici. Mon travail perdra sans doute par là de sa valeur auprès des hommes exclusifs, qui ne veulent point croire à des faits réfractaires à leurs théories ; mais les médecins impartiaux y trouveront, j'espère, quelques faits utiles, et me sauront gré, au moins, de ma bonne intention.

Pour mettre de l'ordre dans ce travail, j'adopterai les divisions suivantes:

PLAN.

Premier chapitre. Effets physiologiques et pathologiques du tartre stibié. Ce chapitre comprendra :

1.º — L'action du tartre stibié sur l'homme et les animaux sains.

2.º — Les effets locaux du tartre stibié : A. sur la peau, à l'origine des muqueuses et sur des surfaces dénudées ; B. sur la bouche et la gorge ; C. sur le tube digestif.

3.º — Les effets secondaires : A. éruptions dites sympathiques ; B. action sur la circulation ; C. sur les fonctions de la peau et des reins ; D. sur le système nerveux ; E. sur les symptômes et signes propres de la pneumonie ou pleuropneumonie : crachats, douleur, oppression, toux, signes tirés de la percussion et de l'auscultation.

4.º — Les faits relatifs à la tolérance, aux conditions de son existence, à la mesure de sa valeur.

Ce premier chapitre sera terminé par un aperçu des effets de l'émétique sur l'enfant contenu dans le sein de sa mère, celle-ci étant sous l'influence de ce médicament.

Chacune de ces questions et toutes celles qui seront traitées dans ce travail, seront étudiées avec l'aide des faits publiés dans les auteurs et de ceux qui me sont personnels : ceux-ci seront présentés, quand il sera nécessaire, en abrégé et dans la partie de leurs détails qui intéresse chacune de ces questions ; d'autres seront renvoyés à la fin du mémoire , avec toutes leurs circonstances.

Deuxième chapitre. — Tartre stibié dans les diverses maladies.

1.º — Dans la pneumonie des adultes et dans celle des vieillards ;

2.º — Dans celle des enfants ;

3.º — Dans celle qui complique la grippe ;

4.º — Dans la bronchite ;

5.º — La pleurésie ;

6.º — Le croup ;

7.º — La coqueluche ;

8.º — L'apoplexie pulmonaire et l'hémoptysie ;

9.º — Dans diverses autres affections pulmonaires ;

10.º — Dans les maladies du cœur ;

11.º — Dans la phlébite ;

12.º — Dans les fièvres intermittentes ;

13.º — Dans diverses affections de l'appareil digestif ;

14.º — Dans diverses maladies de l'appareil nerveux ;

15.º — Dans diverses maladies des organes génito-urinaires ;

16.º — Dans le rhumatisme ;

17.º — Dans la pratique des accouchements , etc.

Troisième chapitre. Conditions d'opportunité du médicament, constitutions médicales, contre-indications.

Quatrième chapitre. Mode d'action.

Cinquième chapitre. Mode d'administration, combinaison avec les autres agents.

Sixième chapitre. Observations particulières.

PREMIER CHAPITRE.

EFFETS PHYSIOLOGIQUES ET PATHOLOGIQUES DU TARTRE STIBIÉ.

I.º *Action sur l'homme et les animaux sains.*

Il résulte des expériences de M. Magendie, que le tartre stibié, donné à la dose de quatre grammes, et même au-dessus, chez des chiens adultes de moyenne taille, n'a pas d'inconvénients graves, s'il est rejeté par le vomissement. A la dose même de trente grammes, avec la condition de cette évacuation, le tartre stibié n'a pas toujours eu des conséquences fâcheuses; mais, si le poison n'est pas vomi, il occasionne des accidents fort graves, plus redoutables peut-être que chez l'homme. Ainsi, M. Magendie a fait périr des chiens avec une dose de 20 à 40 centigrammes, en liant l'œsophage après l'ingestion de la substance. Ces animaux mouraient deux ou trois heures après l'introduction du sel dans l'estomac.

Cette différence de résultats, suivant que l'animal rejette ou garde la substance ingérée, doit être soigneusement notée par les thérapeutistes; elle doit, en effet, comme nous le dirons plus tard, inspirer une certaine réserve dans l'emploi des moyens ayant pour but d'établir la tolérance, des narcotiques, par exemple.

Dans les expériences de M. Magendie, les effets du poison étaient proportionnés, du reste, à son degré de concentration. Mais, quelles ont été les lésions produites dans ces expériences ? Ces lésions ont été de deux sortes. La plus importante, suivant le savant observateur dont nous analysons les travaux, est l'inflammation secondaire que le poison cause dans les poumons. Soit que le tartre stibié ait été porté dans l'estomac, soit qu'on l'ait déposé sur une plaie ou sur toute autre surface absorbante, soit qu'on l'ait injecté dans les veines, toujours il a causé l'inflammation des poumons. Son autre effet a été d'enflammer la tunique villeuse des intestins ; ce second effet a manqué, lorsqu'une dose très-considérable a été employée. Dans ce cas, la mort est arrivée très-promptement ; la tunique intérieure de l'intestin a été trouvée saine ; mais les poumons étaient, comme à l'ordinaire, gorgés de sang.

M. Magendie pense, en résumé, que le tartre stibié agit peu sur l'estomac et beaucoup plus sur le poumon, le diaphragme et les autres muscles abdominaux.

A l'appui de cette opinion, M. Téallier (*Du Tartre Stibié et de son emploi dans les maladies*) cite des individus qui ont pu prendre 8 grammes d'émétique sans accidents, sauf des vomissements plus ou moins répétés ; quand ces évacuations n'avaient pas lieu, des accidents graves se produisaient.

MM. Trousseau et Pidoux, de même que M. Schœpfer, ont injecté dans les poumons de plusieurs chevaux une solution de tartre stibié, et toujours ils ont déterminé une violente phlegmasie de la muqueuse et du parenchyme pulmonaire.

Quant à l'effet secondaire produit sur les poumons par l'injection du sel dans l'estomac ou par son application à la surface d'une plaie, les premiers de ces auteurs se demandent si une simple stase mécanique du sang n'a pas pu en imposer et faire croire à une inflammation. Cette opinion leur paraît surtout admissible relativement à l'état des intestins, parce que la muqueuse de ceux-ci, chez les chiens, peut varier du rose au violet foncé, par l'effet seul de la position du cadavre.

Si les résultats obtenus par M. Magendie, quant à l'état des poumons, ont été confirmés par plusieurs observateurs, ils ont été contestés par d'autres. M. Campbell (Dissert. inaug.), chez un chat empoisonné par 25 centigrammes d'émétique, déposés à la surface d'une plaie, a trouvé les poumons dans un état d'intégrité parfaite. MM. Rayer et Bonnet (voir Dict. de Méd. et de Chir. Prat.) n'ont point trouvé dans leurs expériences la lésion pulmonaire annoncée. Ils ont, du reste, comme M. Magendie, trouvé des lésions dans le tube digestif, quand la mort n'était pas très-rapide. Dans les cas contraires, ces lésions manquaient totalement.

Il est un autre ordre de faits qu'il est important de signaler. Je veux parler de ceux qui démontrent la présence de l'antimoine dans les tissus des animaux empoisonnés par cette substance ou quelqu'un de ses composés. Déjà, en 1813, M. Magendie avait annoncé que le tartre stibié était absorbé, et avait appuyé cette assertion sur certains faits physiologiques.

M. Orfila (séance de l'Académie de Médecine du 10 mars 1840) a annoncé qu'il avait vérifié les prévisions de M. Magendie, en retirant des viscères d'animaux empoisonnés par le tartre stibié, au moyen de l'appareil de Marsh, l'antimoine métallique revivifié, et a, à cet égard, posé les conclusions suivantes :

1.° — Le tartre stibié, introduit dans le tissu cellulaire sous-cutané, ou dans l'estomac, l'œsophage étant lié, est absorbé et pénètre avec le sang dans les différents viscères, où il séjourne peu, surtout quand ces organes ne reçoivent qu'une petite quantité de sang.

2.° Ces organes l'abandonnent et le cèdent surtout à l'urine, dans laquelle on le retrouve.

Dans la discussion qui suivit cette communication, M. Chevallier rapprocha, comme fait analogue, celui d'un individu dont le sang avait fourni à l'analyse une certaine quantité de kermès, bien qu'il n'eût pris que de faibles doses de ce médicament.

Action sur l'homme sain. A petites doses, le tartre stibié est vomitif, s'il est un peu concentré ; purgatif, s'il est déposé dans une grande quantité de liquide.

A doses fortes, si le sel n'est pas rejeté, et si la mort n'est pas très-rapide, il irrite la muqueuse du tube digestif, ce que nous démontrerons en étudiant spécialement l'action du médicament sur cet appareil.

Mais, s'il est rejeté par des vomissements suffisamment reproduits, il peut être innocent, même à de très-fortes doses. Morgagni, Alibert, M. Magendie, M. Téallier, citent des cas où de grandes quantités d'émétique (24 grammes par exemple en une seule dose) ont pu être ingérées dans l'estomac, sans déterminer d'accidents.

A l'Hôtel-Dieu de Paris, MM. Trousseau et Bonnet

ont donné les antimoniaux à beaucoup de malades affectés d'indispositions légères, qui, notamment, n'avaient point de fièvre, et ont remarqué, à la suite de cette administration, des modifications importantes dans la grande circulation, dans la respiration, dans la sécrétion urinaire.

1.º Dans la circulation : le pouls s'est affaibli ; le nombre de ses pulsations a diminué d'un cinquième, d'un quart, rarement davantage ; une fois, le pouls est tombé de 72 à 44. Assez souvent ils ont noté une irrégularité du pouls. Quand celle-ci avait lieu, elle précédait d'ordinaire le ralentissement. L'auscultation du cœur donnait des résultats en rapport avec ceux dont nous venons de parler.

2.º Dans la respiration, ils ont observé un ralentissement plus marqué encore que celui de la circulation ; ils ont vu, en effet, les mouvements respiratoires descendre de 16, 20, 24, à 6 par minute. MM. Trousseau et Bonnet font remarquer que ce grand ralentissement de la respiration n'était point accompagné d'une lenteur correspondante dans les phénomènes de la vie de relation, ce qui les rassurait pleinement sur les suites d'un semblable dérangement ; les individus soumis aux expériences respiraient comme les grands animaux, et ne paraissaient point en souffrir.

3.º Dans la sécrétion urinaire : les auteurs de ces expériences ont observé une augmentation très-considérable de la sécrétion urinaire dans les cas où il y avait tolérance, et s'étonnent que ce fait n'ait pas encore été mentionné. Ils rapprochent, vu cette circonstance, l'émétique des autres diurétiques, et constatent que, comme eux, il est un calmant de la circulation, tandis que les stimulants de cette dernière fonction (opium, alcool, solanées vireuses, ammoniacaux) augmentent la diaphorèse, aux dépens de la sécrétion urinaire.

L'action de l'émétique, dans les essais de MM. Trousseau et Bonnet, se faisait sentir pendant un certain temps après la cessation de l'administration. La lenteur du pouls et de la respiration persistaient notamment pendant plusieurs jours.

2.º EFFETS LOCAUX DU TARTRE STIBIÉ.

A. — *Effets locaux et primitifs produits, soit dans l'état de santé, soit pendant une maladie, par l'application du tartre stibié sur la peau, à l'origine des muqueuses, ou sur des surfaces dénudées.*

Avant Authenrieth, Th. Bradley et G. Gaitskel avaient reconnu (1795) qu'on peut employer à l'extérieur l'émétique comme rubéfiant et épispastique. (Voir Sprengel, Hist. de la Méd., trad. de Jourdan, t. VI, p. 348.)

W. Blizard a publié en 1787 (*London Medical Journal*) des expériences sur l'eau émétisée à l'extérieur.

Chaussier, dès cette époque, sitôt après les expériences de Blizard, dit avoir expérimenté successivement la solution aqueuse, la pommade, soit en frictions, soit pour entretenir des vésicatoires, et préférablement un emplâtre saupoudré d'émétique réduit en poudre fine, qui produit des pustules, et quand il est mal pulvérisé, des escarres. (D.ʳᵉ de Matière Médicale, par MM. Merat et Delens.)

L'emplâtre stibié, suivant M. Bally, appliqué sur des piqûres de sangsues, après que l'écoulement du sang est arrêté, détermine en deux jours la formation de pustules fort larges.

Le tartrate d'antimoine et de potasse, dit M. Barbier dans son Traité de Matière Médicale, irrite les tissus vivants avec lesquels on le met en contact. Dissous dans l'eau et appliqué sur la peau dénudée ou sur une surface suppurante, il produit de la chaleur et une douleur très-forte. Il occasionne quelquefois l'inflammation des tissus sous-jacents, et peut même faire naître de petites escarres.

« L'émétique, disent MM. Trousseau et Pidoux (Traité de Mat. Médic., t. 2, 2.ᵉ partie, p. 21), est un irritant topique des plus énergiques. Lorsqu'on met en contact avec la muqueuse de l'œil un grain de tartre stibié, on détermine immédiatement de la rougeur, et bientôt une inflammation si vive, que nous avons vu des chiens perdre la vue après une seule application. Des accidents inflammatoires tout aussi violents sont produits lorsque le tartre stibié est mis en contact avec la membrane muqueuse des organes de la génération, de l'oreille, du nez, de la bouche, ou lorsqu'il est déposé sur une plaie. Les lotions d'eau tenant en dissolution de l'émétique, les frictions avec une pommade qui contient du tartre stibié, produisent sur la peau une inflammation pustuleuse, etc. »

Les auteurs que je viens de citer indiquent ensuite les circonstances qui modifient les effets de ces applications extérieures. Si la partie qui reçoit le médicament est disposée de telle sorte que l'agent ne puisse être déplacé, alors les phénomènes locaux atteignent leur summum. Ainsi, l'émétique incorporé à un emplâtre qui reste appliqué longtemps sur la peau, peut produire une inflammation excessive et quelquefois la gangrène.

Un accident semblable est rapporté dans le Bulletin de Thérapeutique (t. IV, année 1833, p. 35). Une fille de 20 ans fut reçue à l'hôpital Necker, service de M. Bricheteau ; on lui appliqua sur l'épigastre, dans l'intention de réprimer des vomissements nerveux tenaces, un emplâtre avec 1 gramme 80 centig. d'émétique. Des sangsues avaient été appliquées peu de temps auparavant sur la même région. En moins de deux jours, il survint sous l'emplâtre une escarre énorme ; une fièvre ardente se développa, et la malade mourut. A l'autopsie, on trouva dans la bouche, la gorge et à l'intérieur du tube digestif, des lésions dont nous parlerons en leur lieu.

M. Piorry a vu aussi de larges escarres survenir à la suite de l'application de la pommade stibiée aqueuse sur un vésicatoire qui, lui-même, avait succédé à une application de sangsues faite dans le même lieu. (Nouv. Biblioth. méd., IX, 616.)

M. Kleige a vu la suppuration des boutons antimoniaux de la peau, portés à l'extrême, causer la mort chez une mélancolique. (Voy. le Dict. de MM. Mérat et Delens, t. 3.)

Bien que le tartre stibié, même appliqué sur des emplâtres, ne produise pas souvent des accidents aussi graves, surtout si les doses en sont modérées, il est bon de se rappeler que, dans un très-grand nombre de cas, il détermine des escarres grandes ou petites, et, par suite, des cicatrices indélébiles, ce qui doit nécessairement restreindre l'emploi de ce moyen, particulièrement chez les femmes.

Les frictions avec la pommade d'Authenrieth sont, en général, moins actives que les applications d'emplâtres, parce que leur action a moins de durée. Cependant, elles ne sont pas toujours exemptes d'inconvénients, même fort graves.

Indépendamment du fait observé par M. Piorry, on trouve dans le Bulletin de Thérapeutique (t. 7, année 1834) une note sur l'emploi de cette pommade dans trois cas de coqueluche. Dans deux de ces cas, on ne remarqua aucun effet avantageux. Dans le troisième, la médication produisit des ulcérations graves, qui déterminèrent la mort après avoir dénudé des os et des cartilages.

Une petite fille, soignée à la clinique de M. Guersent, éprouva de funestes accidents à la suite de la même médication. (Gaz. Médic., 1834, p. 696.)

Ces accidents, néanmoins, doivent être rares. J'ai appliqué fréquemment sur le thorax, dans des bronchites chroniques, des emplâtres de poix de 18 centimètres, saupoudrés de 80 centigrammes à 1 gramme 40 centigr. de tartre stibié. J'ai laissé ces emplâtres à demeure, 5, 6 et 8 jours. Les seuls effets locaux ont été l'éruption pustuleuse ordinaire, des bulles contenant une sérosité brunâtre, une rougeur avec tension érysipélateuse de la peau, et quelques petites escarres remplacées plus tard par des cicatrices indélébiles.

Quant à la pommade appliquée au moyen de frictions pendant quelques jours, même chez de petits enfants, je ne l'ai guère vue produire que l'éruption pustuleuse (1).

M. Lombard (Gaz. Médic., 1833) regarde l'application de l'émétique à l'extérieur comme un moyen fort efficace ; il paraît peu préoccupé de ses suites fâcheuses.

M. Luroth (Gaz. Médic., 1833, p. 209) n'a jamais vu les frictions produire de mauvais effets.

M. Fuster (Bulletin de Thérapeutique, année 1832, p. 193) analyse les effets locaux et généraux du tartre stibié appliqué à l'extérieur. Suivant lui, cette médication est sans danger, si elle est appropriée aux indications. Quant au mode d'application, le simple contact est impuissant ; il faut favoriser l'action sur la peau, soit au moyen de frictions qui soulèvent l'épiderme, soit par un contact prolongé.

Les frictions, pour déterminer l'éruption, doivent être répétées deux à quatre fois par jour, pendant deux ou trois jours.

Le contact prolongé peut être obtenu au moyen de la poix de Bourgogne recouverte de tartre stibié, ou au moyen de vésicants, de mouchetures, de piqûres de sangsues préalables.

4 grammes de ce sel, appliqués sur une région où des sangsues ont été appliquées récemment, et laissés pen-

---

(1) Depuis que ce chapitre a été écrit, j'ai vu la pommade d'Authenrieth déterminer sur le cou d'un enfant de deux ans une éruption très-considérable, qui s'accompagna de fièvre et d'accidents cérébraux d'une certaine gravité.

dant 24 heures, suffisent pour développer l'éruption. Voici, d'après les observations de M. Fuster, les effets locaux produits par ces divers moyens : Quelques heures après l'emploi de la première friction, ou après l'application de l'emplâtre, la peau s'échauffe, s'anime. Plus tard, il se développe des pustules, d'abord petites, isolées, aqueuses, à auréole rouge. Dans les intervalles, la peau est rouge et tuméfiée ; alors la ressemblance avec la varicelle est très-marquée. Plus tard encore, si on continue la médication, les pustules ont la largeur d'un centime, une couleur bleuâtre ; elles sont déprimées au centre, et contiennent une matière purulente. Vers le quatrième ou cinquième jour de l'éruption, celle-ci devient terne ; alors la douleur est très-vive, et doit engager à suspendre la médication. Bientôt les pustules sont remplacées par des croûtes, puis quelquefois par des dépressions analogues à celles qui suivent la variole.

Le tartre stibié ainsi employé est, suivant M. Fuster, un révulsif puissant qui ne doit point être appliqué à la période aiguë des inflammations.

J'ai bien des fois constaté l'exactitude des remarques précédentes sur la marche de l'éruption que détermine le tartre stibié, et notamment sur la rapidité avec laquelle cette éruption accomplit ses progrès, quand des sangsues ont été appliquées préalablement.

Plus loin, en étudiant l'action de l'émétique sur les fonctions digestives, nous parlerons des effets remarquables produits sur ces fonctions par l'émétique appliqué à la surface de la peau.

B. *Effets locaux déterminés sur la bouche, le pharynx et l'œsophage, par le tartre stibié.*

En parlant des phénomènes occasionnés à l'origine des muqueuses par le tartre stibié, j'ai négligé à dessein ceux qui se développent dans la bouche et la gorge, parce qu'ils constituent un accident spécial, important, de la médication intérieure par l'émétique, et, à cet égard, méritent d'être étudiés séparément.

Nous diviserons en cinq groupes les lésions observées dans ces organes.

PREMIER GROUPE.

Il est constitué par l'accident très-léger d'une douleur, d'une sensation de grattement ou de chaleur survenant à la bouche ou à la gorge, chez les sujets soumis au tartre stibié. Ce résultat est assez commun ; en voici quelques exemples observés par moi à l'Hôtel-Dieu de Nantes.

Teillais, soldat (salle 15, n.º 25), avait pris, pour une pneumonie au second degré, dans l'espace de cinq jours, cinq potions stibiées : les trois premières, de 50 centigrammes ; la quatrième, de 40 ; la cinquième, de 30. Le véhicule était, dans chacune de ces potions, dans le rapport de 30 grammes à 5 centig. Des selles répétées eurent lieu pendant plusieurs jours ; vomissements seulement après la première potion. Après ces cinq administrations successives, sensation à la gorge, comme si on grattait sa membrane interne ; cessation de ce léger accident deux jours après, bien que l'on continuât le remède.

Calbet (salle 2, n.º 20) prit, le 5 mai 1838, une potion composée comme suit :

Tartre stibié. . . . . 60 centigrammes.

Sirop de morphine. ⎫
— de gomme. . ⎬ āā . . 15 grammes.

Eau. . . . . 180 grammes.

Deux selles abondantes, point de vomissements.

Le 6 et le 7 mai, deux loochs blancs, chacun avec 20 centig. de kermès.

Le 8 mai, potion semblable à celle du 5, cinq ou six selles, pas de vomissements.

Le 11; même potion, avec recommandation de prendre quelques cuillerées de tisane après chaque dose du remède. Cette précaution était suggérée par un accident survenu dans le même temps chez un autre malade dont il sera parlé tout à l'heure, à l'article angine pustuleuse.

Le 12 mai, quatrième potion. Celle-ci contient 40 centigrammes de tartre émétique pour la même quantité de véhicule ; même soin prescrit de boire de la tisane après chaque dose. Six selles sans vomissement.

Le 13, lendemain de la quatrième potion, sentiment de brûlure qui se prolonge dans toute l'étendue du pharynx et de l'œsophage ; point de rougeur ni aucune autre lésion sur la muqueuse de la bouche et du pharynx.

Le kermès, donné pendant quelques jours, à partir du 14 mai, à la dose de 50 centigrammes dans chaque looch, n'a point aggravé cet accident, qui, au contraire, s'est dissipé en quelques jours.

Un jeune homme de 22 ans, placé à l'Hôtel-Dieu (salle 2, n.º 6), après deux potions, dont chacune con-

2

tenait 40 centig. de tartre stibié pour 300 grammes de véhicule, fut pris de douleur à la gorge, sans que la cuiller y fît rien découvrir.

Les faits précédents, auxquels je pourrais en joindre plusieurs autres, suffisent pour établir l'existence d'un accident très-peu sérieux de la médication stibiée, qui n'est, en quelque sorte, que le premier degré de lésions plus notables, que nous allons successivement étudier.

2.ᵉ GROUPE. — ANGINE ET STOMATITE ÉRYTHÉMATEUSES.

Le développement de cette angine et de cette stomatite, après l'emploi de l'émétique à l'intérieur, a été noté plusieurs fois par les auteurs, et particulièrement par M. Rayer (Dict. de Méd. et de Chir. prat.), qui la regarde comme plus commune que l'éruption pustuleuse. On est quelquefois averti de son existence par la répugnance des malades à prendre de nouvelles doses de médicament.

C'est probablement cette forme de stomatite qui a été observée par M. Archambault-Reverdy (Constit. Médic. de Toulouse), dans trois cas de rhumatisme guéris par le tartre stibié.

Dans ces cas, on remarqua une vive irritation de l'arrière-bouche, avec difficulté dans la déglutition. L'auteur ne voit point de contre-indication à la continuation du remède, dans cet accident, qu'on peut, suivant lui, enrayer facilement avec des lotions émollientes, et au moyen de l'acétate de plomb convenablement étendu.

Il conseille, pour cet objet, 2 à 4 grammes d'acétate de plomb liquide dans 125 grammes d'eau distillée, avec la précaution de ne pas toucher les dents.

M. Picard (voir Gaz. Médic., 1833, p. 166) rapporte trois observations de pneumonie, heureusement modifiées par le tartre stibié. Dans la troisième, après quarante-huit heures d'administration, il y a difficulté d'avaler, sentiment de feu insupportable dans la gorge, gonflement des amygdales et rougeur vive de toute la muqueuse de l'arrière-bouche, sentiment de brûlure au contact de tout liquide ingéré. Après trois jours de suspension, on reprend le tartre stibié ; le lendemain, néanmoins, l'inflammation des amygdales est entièrement dissipée.

M. Patin (Gaz. Médic., 1833, p. 441), dans un mémoire sur les antimoniaux insolubles appliqués à la pneumonie, dit avoir vu, sous l'influence du kermès, une éruption érythémateuse se développer aux lèvres.

Cette angine et cette stomatite, qui coïncident souvent, comme je l'ai vu plusieurs fois, avec les formes plus graves, n'offre, quand elle existe seule, rien de particulier qui doive fixer plus longtemps notre attention. Passons à d'autres formes qui semblent spéciales à la médication émétique.

3.e GROUPE. — SALIVATION ANTIMONIALE.

M. Rueff (*Medicinische Annalen*), dans un mémoire dont la Gazette Médicale (1836, p. 506) donne une analyse, décrit sous ce nom un ensemble de phénomènes dont quelques-uns se rapportent à l'éruption pustuleuse qui sera décrite plus tard, mais dont les autres se distinguent assez pour constituer une forme spéciale.

Le deuxième ou le troisième jour de l'administration

du tartre stibié, dit M. Rueff, la langue, quel que soit son degré de sécheresse, devient rugueuse et brune, et s'humecte en se couvrant d'un enduit floconneux et visqueux; elle devient en même temps épaisse et difficile à mouvoir. Les dents laissent leur impression sur les côtés de la langue, et y déterminent des ulcérations analogues à celles que produit la salivation mercurielle. L'arrière-bouche se tapisse également de gros flocons muqueux; exspuition continuelle, enrouement, raucité de la voix.

A la surface de la langue, et surtout à la pointe, il se forme de petits ulcères ronds, à bords lardacés, variant, pour la grandeur, depuis celle d'une lentille jusqu'à celle d'une pièce de 50 centimes. Ces ulcères, fort douloureux, se cicatrisent assez promptement quand on suspend l'administration du remède.

Chez quelques malades, le gonflement de la langue et des diverses parties de l'arrière-bouche est tel, que le malade parle en bégayant.

Ces accidents, à l'ensemble desquels M. Rueff donne le nom de salivation antimoniale, supposant que les autres antimoniaux sont, comme le tartre stibié, aptes à les produire, ne sont pas graves, suivant cet auteur. Lorsqu'on cesse l'administration de l'émétique, pendant quelques jours seulement, la sécrétion buccale diminue; la langue devient rouge, lisse, et se recouvre d'un nouvel épithelium très-tendre et d'une sécheresse remarquable; alors, la soif est intense.

Une salivation semblable a été observée par M. Jackson et par M. E. Griffith. (*Americal Journal.*)

On trouve (*Dublin Journal*, n.º 11) un article du docteur Rittcher, où ce médecin, pour prémunir contre les inconvénients du tartre stibié, expose un cas malheureux observé dans sa pratique. Il s'agit d'une angine violente, avec salivation excessive, semblable à l'angine mercurielle, développée sous l'influence du tartre stibié pris à l'intérieur, et qui causa la mort.

MM. Trousseau et Pidoux (Traité de Mat. Médic. et de Thérap.) décrivent, sous le nom de saturation antimoniale, un état fort analogue à celui décrit par M. Rueff. Après quelques jours de l'emploi du tartre stibié, disent ces auteurs, les diverses parties constituant la bouche et la gorge sont prises de douleur, de tension; une saveur métallique est perçue; des aphtes se développent.

La stomatite ainsi produite diffère de la stomatite mercurielle, sous différents rapports, et particulièrement parce qu'elle n'est point, comme elle, liée à un état général de l'économie.

Quand cette saturation a lieu, il est prudent de suspendre la médication; car, au dire des auteurs cités, elle peut être le prélude d'affections abdominales graves: on éviterait, du reste, tous ces inconvénients en employant les antimoniaux insolubles, qui ne peuvent produire de semblables résultats.

L'augmentation de la sécrétion salivaire a aussi été notée par le docteur James et M. Gimelle.

4.ᵉ GROUPE. — DÉPOT DE PRODUITS CASÉEUX OU PSEUDO-MEMBRANEUX SUR LA MUQUEUSE BUCCO-PHARYNGIENNE.

Une nouvelle forme de stomatite et d'angine a été ob-

servée à la suite de l'emploi intérieur du tartre stibié ;
l'existence de produits pseudo-membraneux ou caséeux
en constitue le principal caractère. Je réunis ici deux
formes un peu différentes, pour ne pas multiplier les divisions.

Dans la treizième observation d'un mémoire de M. Bricheteau (Archiv. de Méd., t. 30, 1832), on trouve, à la
nécropsie, les lésions suivantes : bouche, pharynx,
arrière-bouche, langue, recouverts d'une fausse membrane molle, blanche, non continue. Rougeur de la muqueuse sous-jacente ; le médicament avait été médiocrement toléré.

Plusieurs des malades observés par M. Danvin (Journ.
hebdom., 1830) à l'hôpital de la Pitié, service de M.
Louis, furent atteints d'angines couenneuses.

Un pneumonique prit en tout 90 centig. de tartre stibié :
48 heures après le début de l'administration, il éprouva
de l'ardeur dans la gorge ; on put dès lors observer dans
la bouche, à l'isthme du gosier et dans le pharynx, plusieurs couennes arrondies, d'un diamètre variable, plus
ou moins grisâtres, quelquefois transparentes.

Un autre malade prit 2 gram. 80 centig. en 9 jours.
Le troisième jour de l'administration, après l'ingestion de
70 centig. seulement, la langue, humide et jaunâtre au
milieu, était recouverte, sur ses bords et à sa face inférieure, par des fausses membranes analogues à celles
décrites ci-dessus ; même production sur le voile du
palais et sur ses piliers.

Enfin, chez un troisième malade cité par M. Danvin,
3 gram. 60 centig. furent donnés en 9 jours ; la quantité du

véhicule était de 30 gram. pour 5 centig. Il se développa encore une inflammation de l'arrière-bouche; le voile se recouvrit de pellicules grisâtres, pseudo-membraneuses. La guérison de cet accident fut, du reste, assez promptement obtenue.

M. Danvin, non prévenu de l'existence des couennes dans d'autres cas d'administration de l'émétique, les regarda comme liées au mouvement fébrile, et ne leur attribua qu'un lien de coïncidence avec la médication employée (voir plusieurs articles de M. Danvin, Journal Hebdomadaire, 1830).

M. Filassier (même journal, même année) a observé aussi des produits couenneux sur un malade traité par l'émétique.

M. Levrat Perrotton et plusieurs autres auteurs ont trouvé des faits analogues; mais généralement, dans ces cas, l'altération indiquée coexistait avec une autre sorte d'angine et de stomatite plus commune, plus spécifique encore de la médication stibiée, dont je vais parler tout à l'heure. Mais auparavant, à côté de ces cas de sécrétion anormale de la muqueuse bucco-pharyngienne, j'en citerai quelques-uns qui me sont personnels.

Le jeune Duclère, d'une constitution assez forte, employé aux ponts-et-chaussées, était affecté, depuis le 6 mai 1840, d'une pleuropneumonie à gauche.

Le 9, quatrième jour de la maladie, troisième du traitement, qui avait consisté jusqu'alors en trois saignées du bras, une forte application de sangsues au côté, et des boissons émollientes, les symptômes fonctionnels étaient amendés; mais il restait au côté gauche de la matité dans les deux tiers inférieurs. Dans cette même étendue, il existait un râle crépitant très-fin, abondant dans le tiers inférieur, moins abondant au tiers moyen, et uni, dans ce lieu, à la respiration bronchique, c'est alors que je prescrivis le tartre stibié.

Le 11 au soir, 30 centig. seulement ont été pris, et ont eu pour véhicule 250 gram. de liquide, y compris 20 gram. de sirop diacode. Le médicament, bien toléré, a déterminé, après les premières cuillerées seulement, trois vomissements et une selle. La potion n'a occasionné, au moment de son passage à la gorge, aucune sensation douloureuse ; cependant, il existe actuellement un peu de cuisson à l'arrière-bouche. Trois petites plaques blanches, d'aspect pseudo-membraneux, chacune du diamètre, à peu près, d'une pièce de 50 centimes, sont adhérentes au pharynx et au voile du palais.

15 centig. de tartre stibié furent encore administrés. Au bout de 3 jours, il ne restait plus de trace de ce petit accident.

Colin, salle 2, n.° 12, à l'Hôtel-Dieu de Nantes, prit, le 2 mai, n'ayant alors aucun symptôme du côté de la gorge, une potion ainsi formulée :

Tartre stibié. . . . . 60 centigrammes.

Sirop de gomme. .)
   — de morphine.) ââ . . 15 grammes.

Eau distillée. . . . . 125 grammes.

A la suite, deux selles ; point de vomissements. Quelques nausées, et efforts infructueux pour vomir.

Le 3 mai, potion semblable, mêmes effets sur le tube digestif.

Le 4, petites couennes blanches sur la face interne de la joue droite. On substitua au tartre stibié le kermès à la dose de 60 centig. Le 3.ᵉ jour, les couennes avaient disparu.

D'autres fois, au lieu de produits parfaitement concrétés, on trouve des mucosités épaisses ou un dépôt caséeux.

Le nommé Rigodeau (salle 2, n.º 3) après une potion contenant 60 centig. d'émétique, dans un véhicule de 125 grammes, prise en 24 heures, puis trois loochs de 125 grammes, chacun avec 50 centigrammes de kermès, pris en trois jours, présenta, le 5.ᵉ jour de l'administration des antimoniaux, des mucosités fort épaisses, assez adhérentes à l'isthme du gosier, dont elles occupaient tout le contour.

Rousselot, porteur d'eau, affecté de pneumonie, fut saigné quatre fois, abondamment et en peu de temps, ce qui n'empêcha pas le passage au second degré ; alors, je le soumis à l'usage du tartre stibié. Après la première potion, qui contenait 30 centig. pour 450 gram. de véhicule, et qui, prise en 24 heures, provoqua cinq vomissements et quelques selles, le malade éprouva à la gorge la sensation du gratter. Une exsudation couenneuse existait à la face antérieure du voile du palais et sur ses piliers. Le lendemain, cette exsudation avait disparu, et depuis lors jusqu'à la guérison de la pneumonie, malgré deux nouvelles potions semblables, aucun symptôme d'angine ne se reproduisit.

5.ᵉ GROUPE. — FORME PUSTULEUSE OU APHTEUSE.

En 1827, dans deux thèses passées à Paris par MM.

Gauché et Braut, sous les n.ºs 144 et 210, il est fait mention d'angines pustuleuses survenues pendant le cours de la médication stibiée. Dans un cas, une semblable éruption existait aussi dans l'intestin ; il sera question de celle-ci plus tard.

M. Danvin, cité plus haut pour des observations d'exsudations couenneuses survenues pendant la médication stibiée, observa dans le même temps (1830) des angines pustuleuses, également développées pendant la durée du traitement, qu'il regarda aussi comme de simples coïncidences. Il est à regretter que l'auteur ait négligé de faire connaître la nécropsie d'un individu qui, guéri d'une pneumonie, succomba à une angine en récidive, compliquée d'érysipèle à la face.

Dans le journal d'Hufeland (1831), on trouve un fait du même genre, appartenant au docteur Busedow.

A la suite de l'ingestion de 60 centig. d'émétique seulement, on vit paraître sur les lèvres, la langue, le palais, une éruption de pustules tout à fait analogues à celles que déterminent, sur la peau, les frictions avec la pommade d'Authenrieth. La guérison de cet accident se fit longtemps attendre.

Dans la Gazette Médicale (1832, n.º 126), nouveau fait, fourni par M. le professeur Andral.

Une femme de 68 ans, affectée d'hypertrophie du cœur, est prise de pneumonie double : hépatisation d'un côté, douleur très-vive à la pression de l'épigastre, semblant liée à une pleurésie diaphragmatique. De plus, douleur vive au passage des aliments vers la partie inférieure de l'œsophage. Rien d'anormal vers l'abdomen ; après une saignée, trois potions avec : 30., 40., 50 centig. de tartre stibié furent administrées. Nausées, sans vomissement ; quelques évacuations alvines.

Cette femme ayant succombé, on reconnut que la muqueuse de l'œsophage, saine dans ses deux tiers supérieurs, offrait, dans le tiers inférieur, 7 à 8 pustules affaissées et ulcérées au sommet, contenant une matière grumeleuse, blanchâtre, ayant le volume des *pustules varioliques,* ressemblant un peu à des aphtes. Disons, en passant, qu'on trouva aussi des pustules dans l'intestin grêle.

Le rédacteur de la Gazette, à propos du fait précédent, se demande si la dysphagie observée antérieurement à la médication, était le symptôme d'une lésion préexistante de l'œsophage. La grande ressemblance de l'altération observée dans cet organe avec l'éruption que donnent les frictions stibiées, suffit-elle pour établir entre elles l'analogie d'origine ? L'auteur ne se prononce pas, et attend de nouveaux faits.

En 1833, M. le docteur Luroth, médecin à Bischwiller, dans un mémoire intitulé : *Des Effets du Tartre Stibié employé tant à l'intérieur que par la méthode endermique,* rapporte le fait suivant :

Un pneumonique, après deux potions de 30 centig. d'émétique dans 200 gram. d'eau distillée, avec addition de 30 gram. de sirop de fleurs d'oranger, était beaucoup mieux le troisième jour de ce traitement. Il avait eu des sueurs et des évacuations alvines ; ce troisième jour, les lèvres, la langue, la voûte et le voile du palais, ainsi que la surface interne des joues, étaient couverts d'une vingtaine de vésicules ou de pustules d'un blanc jaunâtre, aplaties, déprimées au centre, et remplies d'un liquide puriforme de couleur laiteuse : cette éruption était accompagnée d'une vive sensation d'ardeur à la bouche, ce qui obligeait le malade à se gargariser, chaque minute, avec un collutoire mucilagineux tiède. Aucun symptôme n'indiquait de troubles dans les fonctions de l'œsophage et du reste de l'appareil digestif.

Le 3.e jour de l'éruption, la plupart des vésicules étaient ouvertes ; le liquide s'était écoulé ; il ne restait que des coques ou pellicules jaunâtres. Le 7.e jour, il n'y avait plus aucune trace de cette lésion.

L'auteur n'émet que des doutes, relativement à la liaison qui pouvait exister entre cette éruption et l'ingestion du tartre stibié ; il fait remarquer, pour justifier son incertitude à cet égard, que l'émétique dissous, à dose quelconque, ne produit peut-être jamais d'effets locaux sur la surface cutanée, assertion inexacte, d'après ce qui a été dit précédemment.

Dans la même année, M. Cordoën, médecin à l'hospice de Mortain, fournit à la Gazette Médicale des observations de rhumatismes traités par le tartre stibié.

Le sujet d'une de ces observations était une femme, qui, le troisième jour de l'administration du sel, après en avoir pris 1 gr. 40 c., se plaignit d'une douleur à la bouche, lors de l'ingestion du remède. Les lèvres, les gencives, la langue, les diverses parties composant l'arrière-bouche, étaient couvertes de petites pustules jaunâtres pareilles à des aphtes.

M. Puntous (Rev. Médic., t. 3, 1834) mentionne des

accidents analogues ; c'est à tort qu'il pense les avoir
observés, ou du moins fait connaître le premier ; mais
toujours est-il qu'il a porté, dans leur examen, une attention particulière. Le seul accident de la médication
par le tartre stibié consiste, suivant lui, en des aphtes
qui parfois gênent notablement la déglutition ; il les a
vus survenir sur les 9[10 des sujets traités par les fortes
doses, et ordinairement vers le quatrième ou le cinquième jour. Dans la sixième observation de cet auteur,
il se développa sur la muqueuse buccale et pharyn-
gienne des aphtes lents à se dissiper. 1 gramme 80 centigrammes avaient été donnés à ce malade, par potions
de 30. centig.

Dans la septième observation, après trois potions, chacune de 30 centig., et au moment où la convalescence
se prononçait, on vit paraître, sur la muqueuse de la
bouche et du pharynx, une éruption aphteuse qui fit
beaucoup souffrir le malade, et qui, sans mettre ses
jours en danger, retarda d'une semaine la complète
guérison.

Dans la huitième observation, 60 centigr. de tartre
stibié en trois jours. Au commencement de la convalescence, quelques plaques aphteuses fort douloureuses
parurent sur la muqueuse des lèvres et de la cavité
buccale.

Enfin, la neuvième observation de M. Puntous est un
nouvel exemple de cette lésion : le sujet avait pris 90
centigr. en trois jours. Des aphtes se manifestèrent sur
les lèvres, et persistèrent longtemps après la guérison
de la maladie principale.

Un résumé de la clinique de M. Chomel, portant sur cinquante observations de pneumonies, est inséré dans le Journal Hebdomadaire (T. 3, année 1836). Chez deux sujets, qui, pendant l'administration de l'émétique (la quantité totale du médicament ayant été de 60 centigrammes), avaient accusé une douleur à la gorge, une gêne notable de la déglutition; on trouva à l'autopsie de nombreuses ulcérations, du volume d'une très-petite tête d'épingle, très-superficielles, siégeant à la partie postérieure du pharynx, avec une exsudation muqueuse blanchâtre sur les parties voisines.

Si on compare cette lésion à celle trouvée par M. Andral, qui consistait en pustules ulcérées au sommet, on sera porté à considérer les petites ulcérations observées par M. Chomel, comme consécutives à des pustules du même genre, et à les classer dans le même groupe.

On trouve la même lésion dans la neuvième observation extraite par Strambio de la clinique de Rasori: 3 grammes et 3 grammes 50 cent. d'émétique furent donnés, chaque jour, pendant un mois au moins. Durant ce traitement, on observa une angine aphteuse suivie d'ulcérations.

Il faut encore rapprocher de ces faits l'assertion de M. Rayer (D. de Méd. et de Chir. prat.), qui a vu, à la suite de l'emploi de l'émétique, se développer des angines, le plus souvent érythémateuses, mais quelquefois aussi pustuleuses; celle de M. James, qui a vu six fois la médication en question suivie de salivation, avec éruption d'aphtes dans la bouche; et l'opinion de M. Andral, qui, appuyé du fait déjà cité et de deux autres observés par lui, n'hésite pas à regarder la lésion dont il s'agit comme un effet du tartre stibié.

Voici quelques détails sur un de ces derniers faits, recueilli par M. Behier, alors élève interne à la Charité, et consigné dans la quatrième édition de Laënnec, annotée par M. Andral. Bachmann, bottier, 43 ans, entra à la Charité le 4 avril 1836, au quatrième jour d'une pneumonie passée au deuxième degré.

Du 5 au 7 avril, deux saignées, 70 centigr. de tartre stibié en deux potions : point de vomissements ; selles nombreuses le premier jour seulement,

Le 7 avril, troisième jour de l'administration du remède, saignée de 400 grammes ; tartre stibié, 50 centigr.

Hoquets, nausées, sensation, dans la bouche, semblable à celle qu'y produirait le poivre ; langue blanche, quelques aphtes sur cet organe, ainsi qu'au voile du palais ; mal de gorge très-intense.

Le 8 et le 9, 60 et 70 centig. ; le 9, apparence variolique des pustules de la bouche. Mort le 10.

Nécropsie. L'œsophage présente à sa partie supérieure deux ou trois petites plaques rondes, de la largeur d'un grain de chènevis, sur lesquelles l'épithelium est détruit. Très-légèrement déprimées, elles sont recouvertes d'une sorte de détritus jaunâtre, mollasse, pulpeux, tout à fait semblable à du pus, et qui présente des traces de lignes circulaires et des inégalités, absolument comme les croûtes d'une pustule d'echtyma macérée. Vers la partie inférieure de ce conduit, une plaque inégale, rugueuse, de 9 à 10 centimètres de longueur, présente plusieurs embranchements longitudinaux, et paraît évidemment résulter de la confluence d'un grand nombre de pustules. Autour de cette plaque, la surface de l'œsophage est injectée. ,

A une époque plus récente (1838), M. Marion de Procé, alors professeur de clinique à l'École de Médecine de Nantes, a publié, dans le Journal Médical de la Société Académique de Nantes, une nouvelle observation ressemblant beaucoup à celle de M. Behier.

Voici les circonstances les plus intéressantes de ce fait, dont j'ai suivi moi-même, et avec beaucoup d'intérêt, les diverses phases, dans le service de M. Marion.

Renault, Jean-Julien, 66 ans, portefaix, entra à l'Hôtel-Dieu de Nantes, *le* 26 *mars* 1838, au onzième jour d'une pneumonie, alors arrivée au 2.ᵉ degré, pour laquelle il n'avait encore subi aucun traitement ; une saignée fut faite à l'entrée du malade.

Le 27 *mars,* dans la journée, potion de 125 grammes, avec 15 grammes de sirop de morphine et 60 centigr. de tartre stibié. La nuit suivante, nouvelle potion : 125 grammes de véhicule, 40 centig. d'émétique.

Trois vomissements, trois selles liquides.

Le 28 *mars,* deuxième jour de la médication stibiée, amélioration de tous les symptômes.

Même prescription que la veille.

Le 29, troisième jour, aggravation : face grippée, agitation, anxiété très-grande ; *sensation de constriction au gosier, apparition d'une exsudation membraniforme* sur le voile du palais et la luette ; refus de prendre une nouvelle potion. M. Marion prescrivit alors le tartre sti-

bié, à la dose de 60 centigr., dans la tisane du malade ;
il y eut plusieurs selles dans la journée.

Le 30, extension des fausses membranes sur la voûte
palatine. Même prescription.

Le 31, langue fuligineuse, difficulté à ouvrir la bouche, forte constriction du gosier, déglutition pénible,
enrouement, pouls misérable.

Kermès, 40 centigr. ; vésicat. sur le thorax.

Le 1.er avril, sixième jour depuis le commencement
de la médication stibiée, aggravation des symptômes,
mort.

Nécropsie pratiquée vingt heures après. La muqueuse
des voies digestives offrait, depuis la bouche jusqu'au
cardia, les altérations suivantes : langue recouverte d'un
enduit pultacé, voûte palatine en partie tapissée de
fausses membranes épaisses, et parsemée de pustules
produites par le soulèvement de l'épithelium, avec dépression centrale à la manière de celles que les frictions
stibiées produisent sur la peau, ou de petites cavités en
forme de cônes renversés, lesquelles paraissent résulter,
soit de la dilatation d'orifices de cryptes, soit d'ulcérations de la muqueuse, et donnaient à cette membrane
une apparence spongieuse.

La luette, les piliers du voile du palais, la partie postérieure et supérieure du pharynx, étaient recouverts de
pseudo-membranes, avec soulèvement et même destruction apparente d'une partie de l'épithelium, sans traces de
pustules bien distinctes.

Tout le reste de la muqueuse du pharynx était parsemé de pustules ombiliquées tout à fait semblables à

celles que la pommade stibiée produit sur la peau. Quelques-unes d'entre elles offraient une ulcération sous-jacente, avec destruction complète de la muqueuse ; rougeur de cette membrane, faisant contraste avec la blancheur des pustules.

Dans tout l'œsophage, mais de loin en loin, pustules semblables ; interruption brusque de l'éruption à l'orifice cardiaque, là où l'épithelium cesse d'être apparent.

Les deux faits suivants, que j'ai observés en ville, sont, sous beaucoup de rapports, analogues aux précédents.

M.lle Rosalie F. était affectée de pneumonie à droite, avec accès intermittents graves (complication assez commune à Nantes). Quatre saignées du bras, quelques doses de sulfate de quinine, quatre potions stibiées, furent les principaux moyens de traitement ; chaque potion fut composée de 30 centigr. de tartre stibié et de 250 grammes de véhicule. Le lendemain de la quatrième potion, et cinq jours après la première, sensation de chaleur et de grattement à la gorge. Il existe sur divers points de l'isthme du gosier, et à la partie supérieure du pharynx, cinq ou six petites plaques blanches arrondies, ressemblant à des aphtes. Cette éruption se dissipa en quelques jours, et ne retarda point la guérison.

La même altération s'est présentée chez une femme à qui j'administrai quelques doses d'émétique, malgré des symptômes de gastro-entérite, et seulement en raison d'un extrême danger du côté des accidents pulmonaires ; elle prit, dans l'espace de deux jours, deux potions contenant chacune 40 centigr. de tartre stibié pour 125 grammes de véhicule. Après la deuxième potion, la langue devint très-rouge et se recouvrit d'un assez grand nombre de pustules blanchâtres ressemblant beaucoup à des aphtes. La langue resta longtemps rouge après la disparition des pustules.

Bien que, dans cette observation, qui sera rapportée ailleurs avec plus de détails, le tartre stibié ingéré ne soit pas étranger à la production de l'affection buccale, il faut se rappeler qu'il y avait chez elle une excitation assez notable de tout l'appareil digestif, et peut-être une disposition au développement des aphtes.

Jusqu'à présent, nous avons vu les pustules de la muqueuse bucco-pharyngienne, de même que les autres formes de stomatite et d'angine, s'établir sous l'influence directe de l'émétique ingéré. Quelques faits portent à penser que cette action immédiate n'est pas nécessaire, et que l'émétique absorbé sur une autre surface, peut déterminer l'éruption dont il est question.

Une observation empruntée au Bulletin de Thérapeutique (t. IV, 1833, p. 35) peut servir à appuyer cette opinion. Ce fait ayant déjà été cité dans le chapitre précédent, j'en extrairai seulement les circonstances qui nous intéressent dans ce moment.

Il s'agit de cette jeune fille qui succomba à l'hôpital Necker, offrant une large escarre au lieu d'application d'un emplâtre stibié. La mort eut lieu, on se le rappelle, à la suite d'une fièvre ardente avec développement d'aphtes dans la bouche et gonflement des parotides. A l'autopsie, on trouva l'intérieur de la bouche tapissé d'une éruption aphteuse considérable.

Je n'insisterai pas davantage sur ce fait, dont l'explication touche à une question qui sera traitée plus tard.

Des faits contenus dans cet article on peut, je pense, tirer les conclusions suivantes :

1.º Le tartre stibié pris par la bouche, à haute dose, détermine assez souvent diverses formes de stomatite et d'angine.

2.º Il n'est pas nécessaire que la dose soit très-forte, ni concentrée dans une petite quantité de véhicule, pour que cet effet soit produit. On peut, à cet égard, consulter l'observation de Rousselot, qui, après une seule potion de 30 centig. pour 450 gram. de liquide, ressentit de la cuisson à la gorge et présenta une exsudation couenneuse sur le voile du palais.

3.º Cependant, les chances de production de ces altérations paraissent être en raison directe (comme fait général) de la quantité d'émétique prise, et en raison inverse de la quantité du véhicule. Si, dans les observations empruntées à la clinique de Rasori, on trouvait des détails sur l'état de la gorge, il y a lieu de croire qu'on y verrait souvent mentionnées les lésions indiquées ci-dessus, et qu'on saisirait des rapports entre l'intensité de ces lésions et la prodigalité qui présidait, dans sa pratique, à la distribution du tartre stibié.

4.º Ces lésions, et surtout celle de forme pustuleuse, en s'étendant dans la totalité de l'œsophage, peuvent devenir un accident redoutable, qui ne doit point faire rejeter la médication, mais qui doit maintenir, à son égard, dans une sage réserve.

C. — Action sur le tube digestif.

L'action du tartre stibié sur la muqueuse gastro-intestinale est, sans contredit, l'une des plus importantes à connaître.

Outre que cette connaissance peut aider à comprendre les effets curatifs du médicament, elle est propre, en pratique, ce qui est plus important encore, à déterminer les limites hors desquelles il serait téméraire d'y avoir recours.

Des opinions multipliées ont été émises sur ce mode d'influence ; néanmoins, nous les rapportons toutes à deux groupes principaux, les classant dans l'une ou l'autre de ces séries, suivant qu'elles se rapprochent davantage de l'une des deux propositions suivantes :

Le tartre stibié à haute dose est innocent pour le tube digestif.

Le tartre stibié agit vivement sur la muqueuse gastro-intestinale, et peut, par suite de cette influence, produire des accidents graves.

1.er GROUPE. — OPINIONS ET FAITS EN FAVEUR DE L'INNOCUITÉ DE L'ÉMÉTIQUE.

Rasori prétend que le tartre stibié n'agit sur le tube digestif qu'à doses dépassées ; aussi paraît-il peu préoccupé de l'état de cet appareil, quand il lui confie ce médicament puissant.

La propriété caustique du tartre stibié, dit Laënnec, est très-peu marquée. Elle ne s'exerce sur la peau même, de manière à y déterminer des éruptions, qu'à sec, et à la condition d'un contact de deux ou trois jours au moins. Il ajoute qu'il n'a pas vu un seul accident inquiétant, à la suite de la médication à haute dose. Dans les cas ordinaires, les premières doses déterminent quelques vomissements et quelques évacuations alvines; puis la tolérance s'établit, et le tube digestif est à peine influencé par la continuation du remède. L'existence même d'une gastrite n'est pas pour lui une contre-indication, dans le cas de pneumonie; en pareille circonstance, il a vu quelquefois la gastrite et la pneumonie céder ensemble à la médication par l'émétique.

M. Mériadec Laënnec, après un examen scrupuleux des faits suffisamment détaillés, est arrivé à poser la proposition suivante :

« Le tartre stibié, administré à la dose de 30 centigrammes à 4 grammes par jour, n'occasionne presque jamais d'accidents, comme le prouvent l'examen des effets du médicament pendant la vie, et les recherches anatomiques après la mort. » Cependant il conseille, réserve sage, d'exercer une surveillance attentive, quand on emploie un agent aussi puissant.

M. Peschier, de Genève, est plus confiant dans l'innocuité de l'émétique, qui, suivant lui, agit comme un velours sur la poitrine ; à tel point, que les malades se plaignent quand on les sèvre de ce médicament pendant seulement 3 ou 4 heures.

M. Vyau de Lagarde (Biblioth. de Thérap.), dans huit cas de pneumonies traitées par le tartre stibié, n'a observé aucune altération du côté des fonctions digestives ; cette sorte de patience du tube gastro-intestinal ne s'est pas démentie dans un cas où 11 grammes 40 centigrammes furent donnés en 9 jours.

M. Fontaneilles (Rev. Médic., t. X, p. 260) cite l'observation d'une fille de 23 ans qui fut prise d'ictère avec

douleur vive à l'hypocondre droit et à l'épigastre : 12 sangsues n'avaient produit qu'un léger soulagement, tandis que,
sous l'influence d'un gramme 20 centigrammes d'émétique,
pris en quatre jours, la douleur et l'ictère disparurent.

Voici les conclusions générales contenues dans la Bibliothèque de Thérapeutique, et résultant de l'examen
d'un grand nombre de faits :

1.º L'émétique, donné à l'intérieur, dans l'état de maladie, à la dose de 40 centigrammes jusqu'à 1 gramme,
et quelquefois à des doses beaucoup plus fortes, 10 à 15
grammes par exemple, n'est point un poison, à moins
de contre-indication manifeste.

2.º Qu'il soit supporté ou non, il ne détermine point
de gastro-entérite. Lorsqu'il existe, avant le traitement,
quelques symptômes de cette maladie (langue rouge,
douleur à l'épigastre, diarrhée), il n'est pas très-rare
que la médication stibiée les fasse disparaître. (Th. Laënnec, Mériadec Laënnec, Picardière Delourmel, de La
Garde, Fontaneilles, etc.)

3.º Quand les malades sont morts, on a trouvé la muqueuse gastro-intestinale pâle ou légèrement injectée.
(Mériadec Laënnec, Strambio, Vyan de La Garde.

Dans la pratique de M. Bretonneau, citée par M. Trousseau, témoin oculaire (Archives, t. 14, p. 141), des doses
très-considérables de tartre stibié ont été administrées
bien des fois, sans qu'il s'en soit suivi, dans un seul
de ces cas, le moindre vestige d'inflammation gastro-
intestinale.

M. Lades, médecin dans le département du Tarn, fait
connaître ses effets sur le tube digestif, dans huit cas

qui lui sont personnels : la quantité totale d'émétique varia entre 70 centigrammes et 3 grammes 30 centigrammes. Le véhicule était au médicament dans le rapport de 30 grammes à 5 centigrammes.

Dans les deux premières observations et dans la sixième, l'appareil digestif, sain au début de la médication, resta tel pendant toute sa durée et à la suite. Dans la sixième, la soif diminua.

Dans la troisième, il y eut des signes de gastro-entérite (diarrhée, langue rouge et saburrale) pendant tout le traitement.

Dans la quatrième, il existait des signes de gastricité, avant l'emploi du tartre émétique. Sous l'influence de celui-ci, la langue ne rougit pas ; les symptômes digestifs ne s'aggravèrent point.

Dans la cinquième observation, il y avait un embarras gastro-intestinal préalable ; 2 grammes 40 centigrammes d'émétique furent donnés en plusieurs jours. Évacuations alvines, point de vomissements. Il ne se développa point de gastro-entérite.

Dans la huitième, appartenant à un phthisique, les organes digestifs ne furent point surexcités.

De ces faits, M. Lades tire les conclusions suivantes :

Quand il n'existe point préalablement de gastro-entérite, l'émétique ne la produit pas. Il ne fatigue point le malade, qui, aussitôt après la tolérance établie, ne sent en quelque sorte plus son traitement.

M. Marcq, dans un article des Annales de la Médecine Physiologique (t. 18, 1830), avance que, quand il y a tolérance pour l'émétique, ce médicament est inerte. C'est une erreur grave, qu'on n'attendrait pas d'un médecin physiologiste, et que bien des faits contredisent; c'est, au contraire, alors, que les effets du médicament peuvent offrir le plus de danger. Plusieurs observateurs ont remarqué que, chez les paralytiques, qui ne peuvent vomir, les émétiques et même les purgatifs peuvent enflammer violemment les viscères où ils sont retenus. Je pourrais citer ici, mais je réserve pour un autre lieu, l'observation d'une vieille femme qui ne vomit presque pas, sous l'influence du tartre stibié pris à haute dose, et qui offrit des ulcérations dans l'estomac.

M. Puntous s'étend, avec quelque complaisance, sur l'état de détente qui suit l'emploi d'un vomitif (tartre stibié à petites doses, par exemple). Cependant, il recommande de ne pas faire d'erreur de diagnostic, sous peine de s'exposer à quelques dangers.

Quant à l'émétique à haute dose, ajoute M. Puntous, qu'on ne craigne pas de sa part la production d'une phlogose sur la muqueuse gastro-intestinale : le seul accident qu'il puisse déterminer, est l'éruption aphteuse de la bouche et de la gorge. Jamais, pendant la durée de son action, il ne se développe de véritable gastro-entérite; souvent, au contraire, de sèche et noire qu'elle était, la langue devient humide et saburrale; souvent aussi, l'épigastralgie se dissipe. Suivant M. Nolé, on craint à tort la gastro-entérite; si celle-ci complique la pneumonie, il faut la combattre d'abord, à moins d'une grande urgence de la part des symptômes pulmonaires, et n'employer le tartre stibié qu'après avoir vaincu la complication; mais il faut se rappeler, pour ne pas croire légèrement à une gastrite, que souvent la sécheresse de la langue dépend du passage de l'air ou de la réaction fébrile; souvent, alors, la langue s'humecte pendant la médication.

Dans un mémoire de M. Ambroise Laënnec (journal de la Section de Médecine de la Société Académique, Loire-Inférieure), on trouve un recueil d'observations sur la médication stibiée dans la pneumonie. Dans trois cas, il existait avant le traitement des traces de gastro-entérite qui se dissipèrent pendant sa durée.

Première observation. — Pneumonie débutant avec des symptômes de gastro-entérite que deux applications de sangsues ne purent modérer. L'émétique, sans addition de substances narcotiques, fut néanmoins supporté. La diarrhée et l'épigastralgie disparurent; la tolérance cessa quand la pneumonie fut guérie.

Septième observation. — Avant l'administration du tartre stibié, langue rouge aux bords, sèche et brune; soif; abdomen souple; épigastre sensible à la pression; le lendemain de la première potion, langue rose, plus humide, soif dissipée: on continue.

Dans plusieurs des autres observations, la sécheresse et la rougeur de la langue sont indiquées; mais comme elles existaient seules, sans douleur abdominale ni aucun autre trouble des fonctions digestives, il y a lieu de croire qu'elles étaient déterminées sympathiquement par la pneumonie: nous rapporterons plus loin d'autres observations du même auteur, qui sont moins en faveur de l'innocuité de l'émétique. On peut rapprocher des faits précédents l'observation fournie par Morgagni, d'une personne qui prit par mégarde 8 grammes d'émétique, et qui n'en éprouva pas d'autres accidents que des évacuations.

Dans le Bulletin de Thérapeutique (t. 16) est consigné un article de M. Forget, sur les hautes doses des médicaments héroïques et les limites qu'on peut atteindre dans leur accroissement. Il a porté, chez un malade, le tartre stibié à la dose de 4 grammes, sans qu'il en résultât le moindre dérangement des fonctions digestives. Le malade mangeait le quart, avait la langue humide et blanchâtre. L'affection pulmonaire ayant récidivé, on revint trois jours après à la même médication, sans plus d'inconvénient.

Dans la première observation d'un mémoire de M. Tessier, le traitement par les fortes doses ne détermina ni évacuations ni irritation quelconque du tube digestif.

Dans sa 2.ᵉ observation, il existait, quand on prescrivit les premières doses, une diarrhée qui n'en fut pas augmentée.

Dans la 3.ᵉ, le même traitement, appliqué après deux saignées infructueuses, guérit la pneumonie, sans déterminer aucune irritation du tube digestif, quoique celui-ci y fut prédisposé.

Dans la 5.ᵉ observation, malgré l'âge tendre du sujet, malgré une douleur à l'hypocondre droit et une rougeur piquetée de la langue, le traitement fut également efficace et ne produisit non plus aucun symptôme fâcheux.

Voici encore des observations ayant pour sujets des enfants. Elles ont été recueillies par M. Th. Constant, à la clinique de M. Bouneau :

Première observation. — Garçon de 15 ans. Tartre stibié, 1 gramme 70 centigrammes pendant tout le traitement. L'abdomen, sain avant la médication, l'est également après celle-ci.

Deuxième observation. — Pleuropneumonie double, au deuxième degré, d'un côté. Jusqu'à l'entrée du malade à l'hôpital, vomissements et diarrhée. Tartre stibié bien toléré; cependant, point d'aggravations dans les troubles digestifs, qui, au contraire, ne tardèrent pas à céder.

Troisième observation. — Pneumonie au deuxième degré : langue sèche et rouge, abdomen sensible avant le traitement, constipation. Sous l'influence du remède, vomissements d'abord, puis tolérance; pas d'accidents.

Quatrième observation. — Pneumonie. Émétique. Pendant la première potion, le petit malade mange des gâteaux. Vomissements et selles abondantes. On le met alors à un régime sévère; la tolérance s'établit : point d'autres troubles digestifs.

Cinquième observation. — Pneumonie : diarrhée et vomissements au début ; saignées; pas d'amélioration. Pneumonie passée au second degré ; diarrhée, langue collante, rouge, couverte d'un enduit brun. Tartre stibié donné pendant un seul jour. Intolérance; cependant, la pneumonie s'amende et se guérit. La diarrhée cesse bientôt.

Nous aurons à parler plus tard de la sixième observation de cet auteur, dans laquelle on trouve des troubles des fonctions digestives.

Une observation recueillie par M. Alfred Filassier, à la clinique de M. Lugol, hôpital Saint-Louis, et publiée dans le Journal Hebdomadaire, tome VI, 1830, est à ajouter aux faits dans lesquels l'émétique n'a point aggravé une irritation gastro-intestinale existante.

Une jeune fille scrofuleuse était affectée d'une pneumonie au deuxième degré, s'étendant au trois lobes du poumon droit, avec complication de gastro-entérite. La langue était sèche, rouge, pointue; la soif vive, l'épigastre douloureux, tout l'abdomen sensible; constipation. Une saignée n'ayant été suivie d'aucune amélioration, on passa à l'usage du tartre stibié, dont 9 gram. 40 centig. furent administrés, le maximum des doses journalières étant d'un gram. 20 centig., la quantité du véhicule en général de 25 gram. pour 5 centig.: point de vomissements, selles peu nombreuses. Gastro-entérite momentanément aggravée, puis bientôt amendée, malgré la continuation du traitement par l'émétique.

La cinquième observation du mémoire de M. Danvin offre des résultats analogues. Pneumonie non amendée par les saignées. Bon effet du tartre stibié, donné malgré l'existence d'une gastro-entérite. Celle-ci fut augmentée pendant un jour seulement, et céda bientôt, quoiqu'on persistât dans l'emploi de l'émétique.

Je pourrais citer une observation analogue, mais je la renverrai à la fin de ce travail, à cause de sa longueur.

Nous terminerons cet exposé de faits en faveur de l'innocuité du tartre stibié à l'égard du tube digestif, par le résumé d'une observation de M. Picard, insérée dans la Gazette Médicale (1833, p. 166).

Pendant l'épidémie du choléra, en 1832, une femme fut affectée de pneumonie, avec symptômes de gastro-entérite: diarrhée, vomissements; douleur épigastrique.

Malgré plusieurs évacuations sanguines, générales et locales, aggravation de la maladie; délire, nouvelle saignée; prostration, continuation du délire, vésicatoire sur le thorax ; tartre stibié, 60 centig.

Amélioration notable; le troisième jour, crachats blancs, respiration plus facile ; point d'aggravation dans les symptômes digestifs , qui, au contraire , s'amendent bientôt.

Le rédacteur de la Gazette ne voit pas dans les signes indiqués ceux d'une gastro-entérite, mais un résultat léger de l'influence cholérique.

Quoi qu'il en soit, il reste toujours ce fait, qu'un état de surexcitation de la muqueuse gastro-intestinale n'a pas été exaspéré par le tartre stibié, donné à fortes doses.

Exposition des faits propres à accréditer l'opinion contraire: que le tartre stibié est loin d'être inoffensif pour la muqueuse gastro-intestinale.

Nous divisons ces faits en deux groupes, suivant qu'ils reposent sur l'examen clinique ou sur des recherches d'anatomie pathologique.

Bien qu'il puisse paraître plus convenable de rapprocher les symptômes dus au tartre stibié, des lésions cadavériques qui reconnaissent la même origine, une autre considération nous a empêché d'adopter cette disposition: c'est le désir de présenter, à la suite les unes des autres , les diverses lésions anatomiques , afin d'en former des groupes, s'il est possible.

Troubles fonctionnels de l'appareil digestif, sous l'influence de l'émétique. — M. Barbier, dans sa matière médicale, cite deux cas d'inflammation gastrique qui furent exaspérés par de fortes doses de tartre stibié, et qui devinrent promptement mortels.

M. Fodéré a inséré dans sa médecine légale cette pro-proposition : que l'émétique, comme toutes les préparations antimoniales, donné à haute dose, détermine des dé-jections énormes, des douleurs atroces, des convulsions, de la dyspnée, des hémorragies, l'érosion gangreneuse du ventricule, et même la mort.

Dance, qui, pendant sa courte carrière médicale, a touché à tant de questions, établit que l'émétique peut être pris à doses très-élevées sans produire d'accidents sérieux ; que cette innocuité est le fait le plus ordinaire, mais qu'elle n'est pas constante.

En effet, indépendamment de quelques autopsies qu'il nous a laissées, et dont nous aurons à apprécier quelques détails, on trouve, parmi des cas de rhumatisme guéris par le tartre stibié, et cités par Dance, des symptômes abdominaux qui, suivant lui, pouvaient bien dépendre de la médication. Mais il croit qu'on a beaucoup exagéré l'action irritante de ce médicament.

Sur vingt individus affectés de rhumatisme, et traités par ce moyen, deux seulement ont offert des signes de gastro-entérite, et aucun n'y a succombé ; les trois autopsies dont nous parlerons plus tard, avaient pour sujets des individus qui succombèrent à des maladies dont l'émétique était tout à fait innocent, savoir : à une hydrocéphale aiguë, à une péricardite, à une pneumonie.

M. Guionnet (thèse citée) donne plusieurs observations.

Dans la première, on trouve quelques symptômes de gastro-entérite ; voici les faits : Pneumonie double, au deuxième degré, très-étendue d'un côté. Point de saignées, vu la faiblesse du sujet. 2 grammes 85 centig. d'émétique en huit jours. Maximum de la dose d'un jour, 60 centig.; véhicule dans le rapport de 45 gram. pour 5 centig. de médicament: selles d'abord, sans vomissements. Quelques jours après, ceux-ci s'établissent et s'accompagnent de douleurs épigastriques, de tension du ventre, avec coloration jaunâtre de la peau. En vingt et un jours, néanmoins, la pneumonie double et sa complication furent guéries.

Chez les 18 malades dont M. Guionnet donne les observations, 12 eurent des vomissements; 12, des selles; 6, une douleur épigastrique; 2, une angine. Plusieurs de ces symptômes furent quelquefois réunis.

Voici les conclusions tirées par M. Rayer (art. cité), des observations faites en commun avec M. Bonnet:

1.º Les vomissements sont moins faciles quand le tartre stibié est déposé dans des potions édulcorées, que s'il est dissous dans une grande quantité d'eau.

2.º La tolérance complète est rare. Suivant Rasori et Laënnec, elle serait, au contraire, fort commune.

3.º Dans la très-grande majorité des cas, il y a d'abord des vomissements, avec grande concentration du pouls.

4.º Chez quelques malades, il se développe une irritabilité très-grande du tube digestif.

5.º La tolérance est plus franche et plus permanente pour l'estomac que pour les intestins.

6.º Chez les sujets dont l'estomac était sain au début de la médication, rarement s'est-il développé de la douleur ; dans quelques cas, cependant, l'épigastre est devenu douloureux, phénomène auquel les efforts des vomissements n'étaient pas, en général, étrangers.

7.º Le tartre stibié peut être donné, pendant plusieurs jours, à fortes doses, sans produire de gastrite; mais il laisse quelquefois des phénomènes consécutifs de gastrite.

MM. Trousseau et Bonnet (Journ. Hebdom., t. 11 ; 1833) établissent les propositions suivantes :

Toutes les préparations antimoniales sont irritantes pour les surfaces sur lesquelles elles sont appliquées ; placées sur la muqueuse gastro-intestinale, elles sont plus ou moins excitantes pour elle, suivant son état antérieur; elles font le plus souvent vomir, portées dans le tube digestif, mais moins sûrement que si on les injecte dans le rectum, les veines, etc.; ce qui prouve, disent les auteurs, que le vomissement résulte d'une modification nerveuse.

Les antimoniaux, chez les sujets sans fièvre, provoquent toujours le vomissement, mais plus ou moins, suivant : 1.º le composé; 2.º l'état du tube digestif; 3.º la durée de la médication; 4.º le régime du malade; 5.º l'âge et le sexe.

1.º Relativement à la première circonstance, voici ce que MM. Trousseau et Bonnet nous enseignent : A. Le tartre stibié fait vomir, à la dose de 2 centig. 5 millig. à 20 centigrammes. B. Il faut, pour produire le même résultat, une quantité d'antimoine métallique quatre fois plus considérable. C. Le kermès, la poudre d'Algaroth, les oxides purgés de l'excès de potasse, l'oxide

4

pur et l'acide antimonique, ne sont vomitifs qu'à de très-fortes doses, quelquefois 8 grammes et même 16 grammes. En résumé, l'action vomitive des antimoniaux est généralement proportionnelle à leur solubilité ; resterait à expliquer pourquoi l'antimoine métallique, qui n'est point soluble, se trouve placé au second rang.

L'émétique est souvent dangereux : les autres composés offrent tous ses avantages, et n'ont pas ses inconvénients.

2.° État du canal alimentaire. Si cet appareil est enflammé, le médicament est mal toléré ; il développe peu ses propriétés antiphlogistiques ; de plus, il aggrave les symptômes de gastro-entérite, ce qu'on observe notamment dans la pneumonie des phthisiques.

3.° Durée de la médication. Les antimoniaux solubles, au premier moment de leur emploi, sont rejetés ; puis, si le tube digestif est sain, la tolérance s'établit dans l'espace de 12 heures à trois jours. Si on donne les antimoniaux insolubles, on obtient d'ordinaire la tolérance d'emblée.

4.° Les effets produits sur le tube digestif sont encore relatifs au régime suivi pendant l'administration. Voici comment MM. Trousseau et Bonnet formulent cette loi : Les aliments diminuent la propriété antiphlogistique du tartre stibié, et augmentent son effet irritant sur les voies digestives. Des individus sans fièvre, chez qui le médicament était expérimenté, et à qui on donnait en même temps une alimentation légère (la soupe ou le quart seulement), éprouvaient les effets des contro-stimulants à un degré bien plus prononcé, et avaient le tube digestif beaucoup moins excité que d'autres à qui on permettait un régime plus substantiel. La même loi est encore vraie chez les malades : de là le précepte de diminuer les doses du tartre stibié, à mesure qu'on augmente les aliments.

Certaines substances semblent développer l'action irritante du tartre stibié; tels sont : le vin, les fruits acides ou acerbes, les conserves et tisanes acides, qui agissent probablement en cédant leur acide tartrique, et forment ainsi des sels solubles très-émétiques.

L'âge et le sexe ne paraissent pas indifférents dans la production des phénomènes d'irritation sur le tube digestif; chez les enfants, chez les femmes, la tolérance s'établit moins vite, moins franchement, et dure moins longtemps.

La statistique suivante, due à M. Munaret, est conforme à cette opinion, quant à l'influence des sexes. Sur 37 cas de traitement par le tartre stibié, la tolérance s'est, en général, établie dans les 24 heures; des vomissements, avec ou sans évacuations alvines, se sont montrés 14 fois sur les 37; savoir : sur 11 femmes et sur 3 hommes seulement. M. Benaben a aussi remarqué, chez les femmes, moins d'aptitude à tolérer l'émétique. M. Nolé a remarqué surtout le défaut de tolérance chez les vieillards au-dessus de 60 ans.

MM. Trousseau et Pidoux (ouv. cité) cherchent à s'expliquer pourquoi le tartre stibié ingéré dans le tube digestif, n'y détermine pas des accidents locaux en proportion avec ceux que la même substance produit, appliquée sur divers points du corps; par exemple, dans le conduit auditif, à l'intérieur des paupières, etc.

« Si le tartre stibié est ingéré, disent ces auteurs, on conçoit qu'il cause beaucoup moins d'accidents locaux, parce que, d'une part, il est en grande partie vomi; parce que, d'ailleurs, il parcourt rapidement tout le trajet de l'intestin. »

Quoi qu'il en soit, le tartre stibié détermine, dans l'appareil digestif, des troubles fort graves que MM. Trousseau et Pidoux décrivent ainsi :

« Si l'on résume les observations que nous avons citées tout à l'heure, une forte dose de tartre stibié, de 1 à 30 grammes, peut produire les accidents suivants : vomissements violents, resserrement spasmodique de l'œsophage et du pharynx, soif ardente, vives douleurs de l'estomac et de tout le ventre, diarrhée bilieuse, spumeuse, ensanglantée; ténesme, suppression d'urines; syncopes, faiblesse, intermittence du pouls, crampes, etc. Ces symptômes, comme on le voit, n'ont rien de spécial, et ne diffèrent en rien de ceux qui sont produits par la plupart des poisons irritants. » Et ailleurs (même ouv., 2.ᵉ partie, p. 508) : « Porté dans le canal alimentaire, le tartre stibié y exerce toujours une excitation plus ou moins vive, subordonnée à l'état antérieur de ce canal et à quelques autres circonstances organiques difficiles à apprécier. »

M. Lemoine emploie l'oxide blanc d'antimoine, parce qu'il a vu l'émétique à haute dose donner lieu à de graves accidents. Ainsi, dans un cas de rhumatisme, il l'a vu amener des vomissements incoercibles; et, dans un cas de pneumonie contre laquelle l'émétique fut prescrit par un professeur de la Faculté, il y eut des vomissements réitérés jusqu'à la mort.

Anquetin (Journal Général), après avoir rapporté les
résultats de l'emploi du tartre stibié dans différentes
espèces de maladies, est amené à conclure : 1.º Que le
tartre émétique agit toujours comme stimulant; 2.º que,
si ce médicament est véritablement utile dans quelques
cas, il ne faut pas perdre de vue qu'il produit souvent
les mêmes effets qu'un poison corrosif; 3.º qu'il peut,
dans les maladies du cerveau, l'apoplexie par exemple,
produire l'inflammation et l'ulcération du canal intestinal,
sans qu'aucun symptôme ait fait craindre d'aussi graves lésions.

M. Archambault-Reverdy a toujours vu le tartre stibié amener d'abord des évacuations. Pour lui, c'est un
irritant, agissant comme révulsif.

M. Darbefeuille, ancien chirurgien en chef de l'Hôtel-
Dieu de Nantes, voulant prémunir les jeunes médecins
contre l'abus du tartre stibié, leur rappelle que ce
médicament peut produire, à doses fortes, des douleurs
aiguës dans l'estomac et l'intestin, déterminer de violentes superpurgations, et causer la mort, soit par suite
de ces accidents, soit par une action particulière sur
le système nerveux.

M. Levrat-Perrotton a fourni quelques observations
qui démontrent l'effet irritant du tartre stibié sur la
muqueuse digestive.

Dans la première observation, 1 gramme 20 centig.,
pris en 48 heures, ne déterminèrent ni selles ni vomissements; mais, à la suite, phlegmasie intense avec
spasme de l'estomac et hoquet tenace.

Dans la deuxième observation, un seul looch, avec

30 centigr.; amendement des symptômes pulmonaires, gastrite à la suite, offrant les symptômes suivants : langue sèche, rouge par plaques; soif ardente; diarrhée sanguinolente et tenace, qui nécessita un traitement sévère longtemps prolongé.

Dans la troisième observation, fausses membranes sur la muqueuse buccale, diarrhée persistante, quelques fausses membranes dans les selles.

Nous avons déjà vu plusieurs fois des selles dyssentériques être occasionnées par le tartre stibié.

Dans la troisième observation du mémoire de M. Duplat, on trouve le même résultat, après une potion de 20 centigr. seulement, chez une jeune fille, il est vrai, qui était à peine guérie d'une gastro-entérite.

M. Th. Constant, à qui nous avons emprunté des observations propres à prouver l'innocuité du tartre stibié, dit, à une autre époque, que chez de très-jeunes enfants, cette substance donne souvent lieu à des accidents graves, et qu'il vaut mieux, chez eux, employer l'oxide blanc d'antimoine.

Nous venons de voir l'influence excitante qui est exercée, dans certains cas, par le tartre stibié donné avec discernement. Dans le fait suivant, par accident, une quantité considérable d'émétique a été ingérée.

Un homme avale, par inadvertance ou par ignorance, dans l'espace de 6 à 7 heures, 75 grammes de pommade stibiée (plus de 8 grammes d'émétique). Les symptômes qu'il éprouva furent ceux-ci : sentiment vif de brûlure sur le trajet de l'œsophage, soif ardente, anxiété, muqueuse buccale desséchée et blafarde, face congestionnée, rutilante, sueur copieuse. Le malade but avec beaucoup de difficulté une décoction de quinquina ; il employa des gargarismes adoucissants, puis détersifs : enfin, après trois semaines de souffrance, il fut complétement guéri. Le catarrhe pulmonaire chronique contre lequel on avait prescrit la pommade stibiée, passa à l'état aigu et se guérit assez rapidement. (Munaret.)

Jusqu'à présent, nous avons vu les troubles des fonctions digestives se développer par suite de l'application directe du médicament ; mais cette action immédiate n'est pas nécessaire. M. Boullay, dans le Bulletin de Thérapeutique (t. IV), parle d'accidents survenus dans une tout autre circonstance ; il résulte de faits connus de lui et de plusieurs médecins, que des emplâtres stibiés qui restent en place plus de 24 heures, peuvent produire des vomissements affreux, et même l'empoisonnement. Il ne pense pas que la pommade émétisée, qui agit d'une manière plus fugace, puisse avoir de semblables résultats, et n'a pas eu, du moins, l'occasion de l'observer.

Des phénomènes analogues ont été notés par quelques autres auteurs ; voyez le Dict. de Mat. Médic., par MM. Mérat et Delens, article Antimoine. « Appliqué en lotions sur la peau, à l'état de solution aqueuse, l'émétique peut, suivant le docteur Sherven (Mem. de la Soc. Méd. de Lond.), produire, à la dose de 25 à 50 centigrammes, une forte transpiration, des évacuations alvines, des vomissements, et enfin une secrétion abondante d'urine, effets indirects que J. Hahn, de Philadelphie, n'a obtenus, dans des expériences tentées en 1798, qu'avec de plus fortes doses. Des frictions faites avec une pommade, dans laquelle l'émétique dissous a été incorporé, produisent le vomissement d'une manière plus assurée ; l'effet est plus marqué encore, quand le tartre stibié agit sur une surface ulcérée. Fages a vu la solution de ce médicament, appliquée sur des excroissances vénériennes, déterminer le vomissement. »

La pommade stibiée, préparée sans eau, peut aussi amener ce résultat, ou même, comme l'a vu M. Piorry, causer une sorte d'empoisonnement, quand elle est déposée sur le derme dénudé ; mais, sur la peau intacte, jamais elle n'agit comme vomitif. (Mérat et Delens, Dict. de Mat. Médic.)

M. Duparcque a vu la pommade produire des effets locaux et généraux différents, suivant le mode d'application : si on pratique les frictions largement et légèrement sur toute la surface du corps successivement, de 2 en 2 heures, et pendant 10 à 12 minutes, avec une pommade faible (1|6 d'émétique), en ayant le soin de nettoyer la peau une demi-heure après, avec de l'eau de savon, on peut faire absorber 16 à 20 grammes d'émétique, sans produire ni évacuations ni symptômes locaux. Si, au contraire, on frictionne une portion circonscrite de la peau deux ou trois fois par 24 heures, au bout de quelques jours on voit paraître des phénomènes étrangers au premier mode d'application. (Dict. de Mat. méd., art. cité.)

LÉSIONS ANATOMIQUES TROUVÉES DANS LE TUBE DIGESTIF, APRÈS L'EMPLOI DU TARTRE STIBIÉ.

La recherche de ces lésions complétera ce que j'avais

à dire touchant l'influence de l'émétique sur la muqueuse gastro-intestinale.

Quatre sortes d'altérations ont été rencontrées : 1.º l'injection ; 2.º le ramollissement avec ou sans destruction des villosités ; 3.º l'ulcération, qui peut être consécutive à l'altération précédente ; 4.º le développement des follicules mucipares.

Injection avec ou sans exsudation sanguine. — Rasori, avons nous dit précédemment, tenait peu de compte, dans ses autopsies, de l'état du tube digestif ; néanmoins, quelques détails nous sont fournis, sur ce sujet, par le docteur Strambio, qui suivait la clinique du professeur italien, et qui a recueilli quinze de ses nécropsies.

Cet observateur a vu, sur des sujets qui avaient pris de très-fortes doses d'émétique (60 centig. à 30 grammes par jour), la muqueuse gastrique enduite d'une humeur rouge semblable à un sirop fortement chargé de kermès. La muqueuse elle-même offrait de la rougeur, chose fort rare après la médication stibiée, s'il faut en croire le docteur Strambio. Dans tous les autres cas, qui sont, du reste, rapportés avec trop de concision, ce médecin paraît n'avoir point trouvé de lésions dans le tube digestif, ce qui le conduit, vu l'absence, sur les cadavres, de lésions pulmonaires assez graves pour expliquer la mort, à attribuer celle-ci, le plus souvent, à une sorte d'épuisement des mouvements vitaux occasionnée par les doses énormes d'émétique.

Dans quelques-unes des nécropsies fournies par M. Vacquié (mém. cit.), la muqueuse digestive était légèrement injectée ; dans les autres, en plus grand nombre, elle était saine.

Dans le mémoire de M. Bricheteau (Archives de Médecine), on trouve quelquefois mentionnée la rougeur de la muqueuse.

Dans la 13.e observation, l'estomac est sain. La muqueuse de l'iléon présente une rougeur assez vive. 1 gr. 10 c. de tartre stibié avaient été pris et incomplétement tolérés.

Dans la 14.e observation, 3 grammes 75 centig. Muqueuse gastrique rouge. Dans le duodenum et l'intestin grêle, traces d'inflammation vive, avec injection et exsudation sanguine en plusieurs endroits; follicules très-développés en quelques points de l'intestin. M. Bricheteau pense que les traces d'inflammation du tube digestif observées par lui ne peuvent être attribuées d'une manière positive à l'émétique. Cette inflammation, en tout cas, n'a point été la cause de la mort, qu'expliquent suffisamment les lésions pulmonaires. Il y a plus, elle n'a même donné lieu à aucun symptôme pendant la vie. Quoi qu'il en soit, de l'aveu même de l'auteur, ces faits doivent rendre réservé dans l'emploi de l'émétique, surtout quand il y a tolérance, soit naturelle, soit provoquée par l'association d'une substance narcotique.

M. Grillot (thèse. Paris, 1828, n.° 71) rapporte les nécropsies de trois enfants âgés de 2 à 3 ans, qui, pendant l'administration du tartre stibié, offrirent des désordres de l'appareil digestif, et chez qui l'on trouva, après la mort, une injection de la muqueuse gastro-intestinale, ayant tous les caractères de l'inflammation.

M. Grillot, partageant en cela l'opinion de M. Guersent, regarde l'enfance comme une condition peu favorable au succès de la médication en question.

Sur les trois autopsies rapportées par M. Vyau de la Garde (Archives de Méd., t. IV, p. 48), la membrane interne du tube digestif, parfaitement saine et pâle dans deux cas, était légèrement rouge dans le troisième. Le mémoire, précédemment cité, d'Amb. Laënnec, rend compte de quelques nécropsies qui fournissent des lésions analogues.

Le sujet de la 14.ᵉ observation était un homme affecté de bronchite, sans point de côté, d'hémoptysie, d'œdème. Faiblesse extrême. 2 grammes de tartre stibié, pris en 5 jours, furent mal tolérés. Le sujet étant mort, on trouva la muqueuse de l'estomac, tout le long de la grande courbure, rouge, boursouflée, molle, facile à déchirer. Les papilles muqueuses étaient très-développées aux environs du pylore; mais ici la membrane interne avait plus de consistance et était plus pâle. Muqueuse des petits et gros intestins d'une coloration et d'une consistance normales; glandes mésentériques rouges, un peu tuméfiées. Rate énorme; son tissu sec et noir. Foie gorgé de sang. Quoique, dans cette observation, on ait noté un ramollissement de la muqueuse gastrique, nous avons cru devoir la classer dans le premier groupe, parce que l'élément hyperemie était dominant.

Dans la 15.ᵉ observation, estomac pâle, sauf une légère rougeur le long du grand cul-de-sac, tapissé, du reste, de mucosités épaisses. Le duodénum pâle, ses glandes muqueuses très-développées, sa membrane interne consistante, ainsi que celle des gros et petits intestins, qui est parfaitement saine. Le sujet de cette 15.ᵉ observation avait offert les symptômes et signes physiques d'une péripneumonie à droite, avec délire et symptômes de gastro-entérite : langue rouge, sèche, fendillée ; épigastre douloureux. 1 gramme 30 centigrammes de tartre stibié avaient été pris et assez bien tolérés.

16.ᵉ *Observation.* — Péripneumonie à droite ; entrée à l'Hôtel-Dieu le 8.ᵉ jour. — Indépendamment des symptômes pulmonaires, qui étaient des plus graves, il y avait une douleur épigastrique, avec rougeur et sécheresse de la langue. Premières doses d'émétique rejetées. Après une suspension de trois heures, reprise et tolérance. Mort le même jour. Estomac contracté et vide ; sa muqueuse, fortement plissée, présente, au sommet des plis, quelques légères rougeurs, sans changement de consistance. Muqueuse intestinale, partout pâle et saine.

17ᵉ *Observation.* — 3 grammes 50 centigrammes en six jours. Avant l'administration du remède, la langue était rouge et sèche, l'épigastre douloureux, la soif vive ; cependant, tolérance presque complète ; écart de régime, ingestion d'une certaine quantité de vin, aggravation à la suite ; mort.

Estomac petit, contracté, vide ; sa muqueuse pâle ; les glandes mucipares engorgées au voisinage du pylore. Vaste tache rouge sur la muqueuse duodénale. Intestins gros et petits à l'état sain, sauf quelques ecchymoses lie de vin qui avaient traversé les trois tuniques.

Des trois observations qui précèdent, malgré les détails cliniques et nécropsiques circonstanciés, nous ne pouvons guère tirer de conclusions. Il y avait, dans toutes, avant la médication, des signes de gastro-entérite ; on peut douter même que l'inflammation existante ait été beaucoup augmentée par le tartre stibié, puisque, en définitive, les lésions gastro-intestinales rencontrées n'étaient pas très-considérables. Je citerai, à la fin de ce travail, quelques observations personnelles analogues aux précédentes.

Dans le fait suivant, emprunté à la Toxicologie générale de M. Orfila (t. 1.er; p. 230), il ne peut rester de doute sur la liaison qui existe entre l'ingestion du tartre stibié et l'inflammation de la muqueuse gastro-intestinale.

Un apoplectique prit, pendant cinq jours que dura sa maladie, environ 2 grammes d'émétique, qui n'occasionnèrent ni nausées, ni vomissements. A l'autopsie, on trouva l'estomac très-rouge, enflammé, rempli de bile et de mucosités. L'inflammation paraissait bornée à la muqueuse de ce viscère, sur laquelle on apercevait des taches irrégulières, d'un rouge cerise, sur un fond violacé. Quelques taches semblables dans le duodenum. Intestins grêles de couleur rose, semblant peu enflammés ; mucosités et bile dans leur intérieur. Quelques taches analogues, mais rares, dans le cœcum et le colon ; rectum sain.

Nous voyons ici comment de fortes doses d'émétique, retenues dans l'estomac, peuvent y causer des désordres graves ; nous en verrons d'une autre nature être occasionnés par une cause du même ordre.

Le tartre stibié, déposé sur une surface autre que la muqueuse digestive, peut-il déterminer sur celle-ci une injection semblable à celle qui résulte de l'application immédiate ? Voici un fait extrait du Bulletin de Thérapeutique, qui n'est pas donné et ne peut être donné par son auteur pour trancher la question, mais qu'il est bon d'enregistrer.

Il s'agit encore de cette jeune fille, dont l'observation a déjà été rapportée, qui, par suite d'une application d'éméti-que à l'épigastre, fut affectée d'une large escarre dans cette partie : à l'autopsie, on trouva, outre les lésions de la gorge décrites ailleurs, une vive rougeur, avec bour-souflement de la partie inférieure de l'intestin grêle. Si cette altération tenait à l'absorption du médicament, et non au voisinage des parois abdominales enflammées, elle serait en rapport, comme le remarque l'auteur de l'ar-ticle, avec les observations de M. Boullay, sur le vo-missement dans le cas d'application externe du tartre stibié.

DEUXIÈME FORME D'ALTÉRATION DE LA MUQUEUSE GASTRO-INTESTINALE : RAMOLLISSEMENT DE CETTE MEMBRANE, AVEC OU SANS DESTRUCTION DES VILLOSITÉS.

Plusieurs exemples de cette variété ont été fournis par Dance (Archiv. de Méd., t. 19 et 20, an 1839). Sur 20 sujets traités par le tartre stibié, pour des rhumatismes, trois succombèrent : l'un à une hydrocéphale aiguë, le second à une péricardite, le troisième à une pneumonie.

Premier fait. — Hydrocéphale aiguë. 75 centig. d'é-métique en deux jours, à la fin de la maladie ; proportion du médicament et du véhicule, 30 centig. pour 125 gram.; puis, 45 centig. pour 125 gram.; tolérance. A la nécropsie, faite 21 heures après la mort, on trouva dans l'estomac une certaine quantité d'un liquide verdâtre ramassé dans son grand cul-de-sac et le long de sa grande courbure ; *muqueuse amincie, ramollie, ressemblant à un simple vernis muqueux, enlevée facilement par le frottement ;* mucus abondant et adhérent dans l'intestin grêle.

2.ᵉ *Fait.* — Péricardite. 1 gram. 70 centig. de tartre stibié donnés comme suit, dans les trois derniers jours : Le 1.ᵉʳ jour de l'administration, 30 centigrammes pour 125 gram. de véhicule ; le 2.ᵉ jour, 50 centig. pour 125 gram. ; le 3.ᵉ jour, 90 centig. pour 125 gram. Chaque potion fut prise en quatre doses. Nécropsie 24 heures après la mort. *Amincissement* et *ramollissement* de la muqueuse de l'estomac, blancheur et finesse insolites de celle du colon ; comme dans le cas précédent, mucus abondant et adhérent dans l'intestin grêle.

A l'occasion de cette observation, Dance se posa cette question : Les 90 centig. pris le dernier jour, et qui ont dû séjourner dans le tube digestif pendant les 24 heures qui s'écoulèrent entre la mort et l'autopsie, n'ont-ils point déterminé le ramollissement mentionné, par une simple action chimique ? L'absence de rougeur dans les points ramollis lui semble un argument en faveur de cette opinion, qui cadre, du reste, avec les faits de ramollissement *post mortem* indiqués par Camerer, Hunter, MM. Bretonneau, Trousseau, Carswel et Cruveilhier. Notons cependant, dans ce cas, l'existence d'un mucus dense et adhérent dans une partie du tube digestif, circonstance qui coïncide, en général, comme l'a établi Billard, avec une nuance de travail inflammatoire. De plus, l'hypothèse de Dance admise, il serait difficile de comprendre comment l'émétique, qui a ramolli les tissus morts, eût été innocent pour ces mêmes tissus pendant la vie. Disons encore que, dans cette hypothèse, toutes les fois qu'un malade succombe avec sa dernière potion stibiée dans le tube digestif, on devrait trouver le ramollissement indiqué, et que, cependant, le plus souvent il n'en est rien.

3.ᵉ *Fait.* — Pneumonie avancée. 70 centig. de tartre stibié, les deux derniers jours seulement ; 30 centig. pour 125 gram., le premier de ces deux jours ; 40 centig. dans la même quantité de véhicule, le second jour. La langue se sèche, la prostration augmente. Mort. Nécropsie 24 heures après la mort. Beaucoup de gaz dans l'estomac. Le grand cul-de-sac de cet organe présente des sillons bruns et des espèces d'impressions comme des coups d'ongle qui auraient labouré sa surface ; en passant le doigt dessus, on enlevait facilement toute la couche villeuse de la membrane interne. Orifice cardiaque couronné par un cercle ponctué de rouge, présentant, en outre, quelques dépressions grisâtres, qui paraissent être des principes d'ulcérations. Moitié pylorique un peu rouge, mais non ramollie. Ligne de séparation tranchée entre ces deux portions. Mucus adhérent dans les intestins grêles, sains d'ailleurs ; gros intestin non altéré.

Dans cette observation, quoique le ramollissement affecte précisément le lieu où d'ordinaire se remarquent les dissolutions de la muqueuse par le suc gastrique, il existe des circonstances qui rendent infiniment probable l'influence de l'inflammation, pour une part au moins, dans la production du ramollissement. Telles sont : la rougeur ponctuée du cardia, la rougeur de la portion pylorique, l'existence d'un mucus adhérent et dense.

Des observations fort analogues aux précédentes, sont consignées dans le mémoire mentionné de M. Danvin; cet auteur donne six nécropsies.

Les sujets avaient pris les doses suivantes d'émétique : Le 1.er, 1 gram.; le 2.e, 60 centig.; le 3.e, 1 gram. 10 centig.; le 4.e, 1 gram. 20 centig.; le 5.e, 30 centig.; le 6.e enfin, 80 centig. Sur cinq de ces sujets, on trouve un ramollissement de l'estomac (1.re, 4.e et 5.e observation), ou de l'intestin (2.e observation), ou de la muqueuse gastro-intestinale (8.e observation). — M. Danvin, n'ayant vu, sur ces cinq individus, aucun signe d'inflammation primitive ou consécutive pendant la vie, est porté à penser que cette altération ne s'est point développée avant la mort.

Dans un cas où le ramollissement offrait plus de caractères inflammatoires que dans les autres, il n'y avait eu, également, aucun signe de gastrite, et le médicament avait été toléré. En raison de ces circonstances, M. Danvin partage l'opinion de Dance; les mêmes arguments peuvent lui être opposés. Rapprochons de ces faits la 14.e observation d'Ambroise Laënnec (mémoire cité), dans laquelle on trouve l'estomac assez ample, ayant, tout le long de sa grande courbure, sa muqueuse rouge, boursouflée, molle, facile à déchirer. Les papilles muqueuses étaient très-développées aux environs du pylore ; mais ici la muqueuse était plus pâle et avait plus de consistance.

La même lésion a aussi été observée sur un sujet dont j'ai déjà parlé à l'occasion des lésions que le tartre stibié détermine dans la gorge (voir l'observation de Renaud, publiée par M. Marion de Procé). Sur le cadavre de cet homme, la muqueuse gastrique, un peu rouge, avait perdu de sa consistance ; elle était recouverte de beaucoup de mucosités adhérentes, mais n'offrait aucune trace de la lésion pustuleuse du pharynx et de l'œsophage.

TROISIÈME FORME. — ULCÉRATIONS.

M. Th. Constant (Hôpital des Enfants, service de M. Bouneau) rapporte un cas qui, à certains égards, offre des analogies avec les précédents, mais qui s'en distingue sous d'autres rapports.

Pneumonie accompagnée, au début, de vomissements; tartre stibié à l'intérieur.

Retour des vomissements pendant les deux premiers jours de son emploi, puis tolérance ; amendement des symptômes pulmonaires. Développement d'une gangrène buccale, mort. Muqueuse gastrique d'un rose pâle, de consistance normale ; son épaisseur diminuée dans quelques points, où l'on aperçoit de petites dépressions lenticulaires; la muqueuse n'est pas entièrement détruite dans ces divers points, dont la coloration ne diffère pas de celle du reste de la membrane ; il semble qu'elle y ait perdu ses villosités.

Ce cas se rapproche de ceux de Dance par la destruction des villosités et l'amincissement de la muqueuse, il s'en distingue par l'absence d'un ramollissement actuel; mais encore, ne peut-on pas admettre qu'un ramollissement partiel ait été, primitivement, la cause matérielle de cette perte de substance ? Si cela est, le fait actuel, que j'ai placé à dessein au commencement de sa série, sert de lien pour réunir cette série à la précédente. Quant à la part de l'émétique dans la production de cette lésion, je la crois la même que dans les faits rapportés ci-dessus, et ne puis penser que cette altération de l'estomac soit ancienne, comme l'auteur est disposé à le croire. MM. Trousseau et Pidoux (ouv. cité, t. 2, 2.ᵉ partie, p. 24) rapportent qu'ils ont vu, dans l'estomac, des ulcérations assez larges et une légère hémorragie, chez des sujets qui avaient été traités par le tartre stibié.

Je présenterai encore, à ce sujet, un fait personnel, qui établit, d'une manière positive, l'existence des ulcérations à la suite de la médication stibiée.

Une femme de 78 ans, affectée d'hypertrophie du ventricule gauche du cœur, et soignée plusieurs fois pour des inflammations de poitrine, entra, le 12 mars 1839, à l'Hôtel-Dieu de Nantes (cabinet 10, n.º 14); étant affectée d'une pneumonie à gauche très-étendue et arrivée au second degré.

Trois saignées, proportionnées au grand âge de la malade, furent pratiquées.

Après ces évacuations sanguines, une nouvelle n'étant plus applicable, et la pneumonie menaçant d'ailleurs, d'une manière prochaine, les jours de la malade, je prescrivis le tartre stibié, comme suit:

1.ʳᵉ potion.	Tartre stibié. . . . . . 40 centig. Sirop de gomme. . — diacode. . . } ãã 15 grammes. Eau dist. . . . . 250 grammes.	
2.ᵉ potion, prise le second jour.	Tartre stibié. . . . . . 60 centig. Sirop de gomme. . — diacode. . . } ãã 15 grammes. Eau dist. . . . . 450 grammes.	

Le premier jour, 4 selles ; point de vomissements. Aucune évacuation le jour suivant. Langue naturelle, ventre souple, aucun signe de gastro-entérite. Mort par les progrès de la pneumonie. Nécropsie 26 heures après la mort.

Appareil digestif. — Bouche, rien ; pharynx un peu rouge dans sa paroi postérieure ; œsophage, rien, sinon des follicules un peu volumineux, un bouton, sans changement de coloration, avec dépression centrale.

Estomac. — Rougeur ponctuée et capilliforme au cardia. Vergetures et un peu de ramollissement dans le corps de l'organe. Dans la région pylorique, 6 ulcères n'intéressant pas toute l'épaisseur de la muqueuse, à bords un peu obliques, non élevés ; leur grandeur varie de 3 à 6 millimètres ; deux sont confondus par leurs circonférences ; bourbillon noir et mou au fond de ces ulcères ; à l'entour, ni rougeur ni ramollissement.

Dans cette même portion pylorique, 8 à 9 petites ulcérations (2 millimètres à peu près) encore plus superficielles, tapissées de quelque chose d'analogue aux escarres jaunes de la dothinentérie. Pas d'inflammation manifeste autour de ces ulcérations.

Intestin. — Quelques rougeurs peu notables dans l'iléon ; follicules hypertrophiés, nombreux vers sa partie inférieure ; un peu de rougeur ramiforme dans le cœcum et le commencement du colon.

Bien qu'on puisse peut-être vouloir attribuer les ulcérations observées dans ce cas à la gastrite chronique qui existait réellement, comme l'attestent les vergetures, je crois, pour mon compte, vu le siége de ces ulcères loin des points où cette phlegmasie chronique était à son summum, qu'ils reconnaissaient plutôt pour cause le contact de l'émétique. La mort, du reste, fut occasionnée par les progrès de la pneumonie ; les symptômes des derniers jours le prouvèrent.

Nous devons noter dans cette observation : 1.º La rareté des vomissements, qui a sans doute contribué à augmenter l'action locale irritante du tartre stibié ; 2.º l'absence des signes de gastrite, due peut-être au peu de réaction qui accompagne les lésions viscérales chez les vieillards (cette femme avait 78 ans), mais importante néanmoins à signaler, pour qu'on ne se croie pas autorisé à poursuivre la médication, sous le prétexte qu'aucun signe de phlegmasie ne s'est prononcé ; 3.º la non-existence d'un cercle inflammatoire autour des ulcères de l'estomac, qui peut dépendre de la même cause que l'absence des signes de gastrite, et qui explique le silence de l'organe, malgré une lésion grave ; 4.º notons encore la division du médicament dans un véhicule assez étendu (plus de 30 grammes pour 5 centigr.). Il résulte de ce fait, que, si on attribue les ulcères au tartre stibié, comme cela semble raisonnable, il faut aussi admettre que ce médicament, même étendu, peut avoir des effets corrosifs très-prononcés.

En résumé, il me paraît établi qu'il peut se développer, sous l'influence de l'émétique, des ulcérations de la muqueuse digestive, indépendantes des follicules, qui, comme nous le verrons plus loin, peuvent devenir, dans la même circonstance, le siége d'une autre sorte d'ulcérations.

QUATRIÈME ESPÈCE D'ALTÉRATION DE LA MUQUEUSE DIGESTIVE : FORME PUSTULEUSE.

Nous avons vu précédemment que l'existence de pustules ombiliquées analogues à celles qui se forment sur la peau par l'application de la pommade stibiée, n'était pas très-rare dans les parties supérieures de l'appareil digestif (bouche, pharynx, œsophage), après l'ingestion de l'émétique; cette éruption se retrouve aussi parfois dans les parties sous-diaphragmatiques de l'appareil.

Les thèses de MM. Gauché et Braut (1827) contiennent plusieurs exemples d'inflammations gastriques constatées par l'autopsie, et qui semblèrent déterminées par l'emploi de l'émétique. Dans un de ces cas, il est parlé *d'ulcérations dans le pharynx, d'élevures nombreuses et ulcérées dans l'œsophage et le canal intestinal,* élevures qui rappelaient parfaitement les pustules que la pommade d'Autenrieth fait naître sur la peau.

MM. Trousseau et Bonnet (art. cité) se sont exprimés ainsi sur ce point :

« Nous ne doutons pas que le contact prolongé de l'émétique détermine des phlegmasies locales analogues à celles que les frictions stibiées déterminent sur la peau. En général, elles sont peu graves. Cependant elles doivent inspirer de la réserve dans l'emploi du médicament en question. »

Un fait de la clinique de M. le professeur Andral (voir Gaz. Médic., 1832, n.º 126) fournit un exemple remarquable de ces pustules développées dans le tube digestif. Cette observation a déjà été mentionnée à l'occasion des lésions de la gorge.

Rappelons seulement qu'il s'agissait d'une femme de 68 ans, qui, pour une pneumonie double, prit trois potions stibiées de 30, 40 et 50 centigrammes.

Il y eut des nausées sans vomissements et quelques évacuations alvines. Outre la lésion de l'œsophage, on en trouva une semblable dans l'intestin. Voici les faits relatifs à l'état de la muqueuse gastro-intestinale.

Estomac. — Grande quantité de bile verdâtre dans son intérieur. Sa muqueuse offre partout une teinte d'un rose pâle, et un état mamelonné en quelques points. Du reste, son épaisseur et sa consistance sont tout à fait normales.

Intestin grêle. — Beaucoup de matières jaunâtres, liquides; sa muqueuse parsemée d'une multitude innombrable de pustules analogues, pour la forme, à celles de l'œsophage, c'est-à-dire arrondies, affaissées et ulcérées à leurs sommets, ayant le volume des pustules varioliques, et contenant, à leur intérieur, une matière grumeleuse blanchâtre. Ces pustules, à peu près en égal nombre dans tout l'intestin grêle, siégent surtout sur les valvules. Muqueuse interposée, d'un rose pâle, partout de bonne consistance; plaques de Peyer non apparentes; gros intestin rempli de matières; sa tunique muqueuse saine, sans pustules.

Ambr. Laënnec (mém. mentionné) trouva sur un cadavre, en 1827, à la suite de la médication stibiée interne, une gastrite très-intense avec des ulcérations lenticulaires assez nombreuses dans l'estomac. Muqueuse incomplétement détruite sur ces ulcérations, qui semblaient consécutives à un soulèvement de l'épithelium. A ce fait, que l'on pourrait attribuer au tartre stibié, ajoute l'auteur, nous opposerons le suivant : « Nous avons ouvert, le même jour, un autre péripneumonique entré la veille, et mort avant la visite. On trouva chez celui-ci trois énormes ulcérations gangreneuses qui avaient entièrement détruit la muqueuse de l'estomac. La péripneumonie, arrivée au dernier degré, s'accompagne ordinairement de lésions variées dans les divers organes, indépendamment de l'émétique. »

Malgré cette appréciation de l'auteur, nous avons cru devoir classer le premier de ces faits dans le groupe que nous étudions actuellement, à cause de sa ressemblance avec ceux de MM. Andral et Gauché.

M. Franc a constaté plusieurs fois des altérations anatomiques du tube digestif, à la suite du traitement en question. C'est rarement sur la muqueuse de l'estomac, bien plus souvent sur celle du duodénum et de l'intestin grêle, qu'il a trouvé les altérations. Il a rencontré cette membrane d'une couleur rose tendre, parsemée de petits points blanchâtres extrêmement nombreux, déprimés, offrant l'aspect de petites ulcérations miliaires. L'auteur conserve des doutes sur le caractère véritablement ulcéreux de cette lésion, et penche même pour la négative. Quoi qu'il en soit, dit-il, ces traces d'altérations n'étaient ni profondes ni considérables ; elles ne s'étendaient pas sur tout l'intestin grêle, et étaient disséminées, de loin en loin, par plaques d'étendues variables.

Dans ce dernier cas, l'analogie avec les pustules déterminées sur la peau par la pommade d'Autenrieth, n'est plus aussi évidente que dans les faits précédents.

La forme des pustules pourrait s'associer avec l'idée d'une simple hypertrophie des follicules, avec dilatation de leurs orifices, comme on le voit dans certaines formes de dyssenterie.

L'agglomération de ces petits corps par plaques isolées, ressemblant aux plaques de Peyer, donne quelque poids à cette opinion. Je laisse néanmoins ce fait dans le troisième groupe, tout en convenant qu'il pourrait aussi bien être rapporté à celui que je vais actuellement étudier.

4.ᵉ GROUPE. — HYPERTROPHIE DES FOLLICULES.

M. Guionnet rend compte, dans sa thèse, d'une observation dont voici quelques traits : un homme était affecté de pneumonie au 3.ᵉ degré ; après deux petites saignées, administration de l'émétique, 3 grammes 80 centig. pendant toute sa durée ; maximum des doses journalières, 80 centigrammes ; quantité du véhicule, dans le rapport de 25 grammes à 5 centigrammes ; association du sirop diacode : vomissements peu nombreux ; beaucoup de selles.

Plus tard, gastro-entérite. Chute du lit sur le carreau. Mort. État du tube digestif : liquide jaunâtre dans l'estomac ; la muqueuse de ce viscère pâle, avec sa consistance et son épaisseur normales ; intestins grêles rosés, cryptes développés, sans rougeur ni ulcérations ; plaques de Peyer hypertrophiées ; un peu de rougeur autour de ces plaques.

Dans la 15.ᵉ observation d'Amb. Laënnec, on nota un grand développement des glandes muqueuses du duodenum.

Dans la 17.ᵉ, estomac petit, contracté, vide ; sa muqueuse pâle ; glandes volumineuses auprès du pylore.

Dans les faits qui viennent d'être rapportés, y avait-il une simple coïncidence entre l'ingestion de l'émétique et l'engorgement des follicules intestinaux ? ou bien, existait-il entre ces deux circonstances une relation de cause à effet ? Il est permis de conserver encore des doutes à cet égard et d'attendre de nouveaux faits pour établir la réalité de notre quatrième groupe.

Résumé. — Nous avons décrit un assez grand nombre de lésions qui peuvent être attribuées à l'ingestion de l'émétique. Il ne faudrait pas cependant les croire très-communes ; elles constituent, au contraire, un fait exceptionnel ; et, pour en trouver des exemples, il a fallu compulser un grand nombre d'écrits. Des auteurs n'en ont jamais, ou presque jamais trouvé. M. Rayer, dans les autopsies qu'il a faites avec M. Bonnet, n'a point rencontré l'estomac, non plus que l'intestin, altéré d'une manière quelconque ; chez un de ses sujets, il trouva seulement une teinte rosée de la muqueuse gastrique ; Chez un autre, une congestion passive, une distension des veines de l'estomac par le sang, avec rougeur le long des vaisseaux engorgés, congestion qui lui parut le résultat de l'agonie. Sur tous les sujets, la muqueuse gastrique avait sa consistance et son épaisseur normales ; remarquons néanmoins, avec M. Rayer, que tous les individus qui succombèrent avaient été portés à l'hôpital fort tard, et n'avaient point pris de très-fortes doses de tartre stibié.

Sur trois autopsies rapportées par M. Vyau de la

Garde (Archives, t. IV, p. 48), on trouve à peu près la même intégrité. Chez les deux premiers sujets, la membrane muqueuse gastro-intestinale était parfaitement pâle et saine. Chez le troisième, il n'y avait qu'une légère rougeur.

M. Vacquié, dans un mémoire critiqué par M. Trousseau (Archives, t. 14, p. 141), déclare que le tartre stibié à haute dose ne lui paraît pas un bon médicament; qu'en tout cas, il agit, suivant lui, en qualité de révulsif. Cependant, dans les nécropsies qu'il fait connaître, la muqueuse gastro-intestinale est pâle, sauf quelques cas rares où on remarque une faible injection.

M. Téallier n'a trouvé, dans aucune autopsie, d'altérations, étrangères à la pneumonie, auxquelles on pût attribuer la mort.

Bien que je ne partage pas l'opinion des médecins qui croient à l'innocuité parfaite du tartre stibié par rapport à la muqueuse digestive, que j'aie vu des gastro-entérites chez des sujets soumis au tartre stibié, et que j'en aie retrouvé quelquefois des traces à l'autopsie, je crois cependant que les accidents sont rares; que, le plus souvent, ils ne sont pas graves, et que, quand on en a constaté l'existence sur le cadavre, le plus souvent la mort était due à d'autres causes que la gastro-entérite, et le plus souvent aux progrès de la maladie primitive.

Statistique à l'appui de la proposition précédente. — Parmi les malades que j'ai eu l'occasion de voir, soit dans ma pratique, soit dans celle de quelques collègues, j'ai pris 33 fois la note exacte de l'état de la langue et du tube digestif, avant et après la médication.

Sept fois la langue était rouge à différents degrés, sans signes, d'ailleurs, de gastro-entérite, au moment où fut commencé le traitement par l'émétique ; deux fois elle resta rouge pendant l'administration ; trois fois la rougeur diminua ; deux fois elle disparut.

Dans 5 cas, il existait des signes assez évidents de gastro-entérite ; chez 2 de ces 5 malades, cette complication ne fut point augmentée par la médication ; elle le fut légèrement chez 2, et notablement chez le cinquième.

Chez 19 malades, aucun signe de gastro-entérite ne compliquait la maladie principale ; 16 conservèrent leur tube digestif dans le même état d'intégrité ; deux furent pris de gastro entérite, qui ne fut un peu sérieuse que dans un cas. Chez le 19.ᵉ, la langue rougit, sans autre signe d'irritation gastro-intestinale.

On trouvera à la fin de mon travail quelques-unes des observations qui m'ont fourni la base de cette statistique.

Influence des doses et de la quantité du véhicule sur l'état ultérieur du tube digestif.

Les doses ont notablement modifié le degré d'irritation exercé sur la muqueuse. Ainsi, des trois cas où nous avons noté une aggravation sensible de la gastro-entérite existante, ou la production de toutes pièces de cette phlegmasie, les quantités prises pendant la durée du traitement avaient été assez fortes (1 gramme 50 c., 2 grammes 60 cent., 3 grammes 20 cent.). Dans les autres cas, la totalité de l'émétique ingéré ne s'était pas généralement élevée au-dessus de 1 gramme 20 cent. pendant toute la maladie, et était souvent restée au-dessous de 75 centigrammes.

Ce fait me paraît important à établir. Souvent on donne l'émétique, dans la pneumonie, à des doses très-fortes, dans l'espoir de mieux réussir; mais, s'il est vrai, comme j'espère pouvoir le démontrer plus tard, qu'on obtient de très-bons effets par des quantités modérées, il n'y aura plus aucun motif pour s'élever aux très-grandes doses, qui, en définitive, sont bien plus capables de produire des accidents.

Quant à la quantité du véhicule, dans les trois cas qui offrirent des accidents, elle était peu considérable, se trouvant avec le médicament dans le rapport de 24 grammes à 5 centigrammes, et dans celui de 15 grammes à 5 centigrammes.

Dans la plupart des autres observations, le véhicule était au moins dans la proportion de 30 grammes à 5 centig., et quelquefois au-dessus.

EFFETS SECONDAIRES DE L'ÉMÉTIQUE.

Éruptions nées sur des surfaces éloignées de celles qui ont subi l'application du médicament.

Pendant l'emploi de la pommade d'Authenrieth, en frictions sur la peau, il peut se développer, d'après la remarque de ce médecin lui-même, sur quelques surfaces muqueuses ou sur la peau, et particulièrement aux parties génitales, des pustules humides et fugaces, bien que ces parties n'aient subi aucune application directe du remède.

Cette éruption, dite sympathique, est un fait fort remarquable, qui, malgré les causes d'erreur inhérentes aux circonstances qui le font naître, paraît néanmoins suffisamment établi par les observations que je vais rapporter.

On trouve, dans la *Gazette Médicale* (1833, p. 402), un mémoire de M. Camille Bergeon sur l'action de l'émétique appliqué à l'extérieur, d'après des faits recueillis à l'hôpital Saint-Antoine, service de M. Bérard jeune.

Parmi les malades affectés de rhumatismes ou de névralgies à qui M. Bergeon vit administrer le tartre stibié en frictions, trois offrirent les pustules de l'émétique sur les parties génitales, tandis qu'au contraire il n'en existait point au lieu de l'application.

Première observation. Sciatique. Frictions stibiées dans le creux poplité. Au quatrième jour, éruption de pustules caractéristiques aux parties génitales, du côté du membre frictionné. Rien de semblable dans l'espace poplité lui-même.

2.ᵉ *Observation.* Fille de 21 ans. Douleur au genou droit. Frictions stibiées, deux fois, puis trois fois par 24 heures, pendant cinq à six jours. Rien au genou, siége de la friction. Pustules d'ecthyma nombreuses sur la grande lèvre droite.

L'auteur fait remarquer que, dans ce cas, comme dans le précédent, on ne pouvait attribuer les pustules au transport de la pommade sur les parties génitales.

L'attouchement, dans cette hypothèse, aurait déterminé l'éruption des deux côtés, tandis qu'elle était parfaitement bornée par la ligne médiane. D'ailleurs, dans cet hôpital, les frictions se faisaient avec des morceaux de flanelle, et les mains, portées sur les organes de la génération, n'auraient pu y transporter la pommade.

3.ᵉ *Observation*. Frictions au genou. Pustules à la bourse du même côté. Dans ce cas, le malade n'était pas bien sûr de n'avoir pas appliqué la main sur le lieu où se développèrent les pustules.

Dans la même année, M. Michel, de Sémur, publia deux observations du même genre. Dans l'un de ces cas, à la suite de l'emploi d'un emplâtre stibié, il se développa des pustules, loin du siége de cette application, aux parties génitales.

L'autre fait, différent sous certains rapports, est également intéressant.

Un cultivateur, traité pour une pneumonie au second degré, par l'oxide blanc d'antimoine (1 gramme à 1 gramme 50 centigrammes par jour, chaque fois dans 24 cuillerées de véhicule), vit se manifester, le 3.ᵉ jour, sur la surface cutanée, une éruption de petits boutons semblables, à la confluence près, à ceux que détermine localement le tartre stibié. M. Michel ajoute qu'il a vu ce phénomène se reproduire chez plusieurs individus soumis au même traitement. Chez tous, le médicament avait été parfaitement toléré et avait pu, par suite, fournir davantage à l'absorption.

La modération des doses auxquelles M. Michel a donné l'oxide blanc, ce qu'on sait de l'insolubilité du médicament, placent ce fait parmi les plus extraordinaires; il ne paraît pas, du reste, avoir été observé par d'autres.

Dans un article de la *Gazette Médicale* (1832), en traitant de l'application de l'émétique sur la peau, on note, comme seul effet général, le développement, sur les parties génitales, d'une éruption semblable à celle qui avait lieu sur la partie soumise au contact.

Le même journal (1833, p. 186) donne encore un fait analogue appartenant à M. Lantenois. Des frictions furent faites, sur le thorax, avec la pommade stibiée.

Le troisième jour, rien sur le thorax; pustules, au nombre de 24, à la partie interne et supérieure des cuisses. Ces pustules, comme toutes celles que cause l'émétique, présentaient les circonstances ordinaires de la suppuration, de l'ulcération de la peau et de la cicatrice enfoncée.

Dans la même année, M. Luroth (mém. cité) donne de nouveaux documents sur les éruptions sympathiques des parties génitales. Sur 38 individus traités à la clinique du professeur Lobstein, il a vu les frictions produire l'éruption aux parties génitales, seulement deux fois, et, dans ces deux cas, les frictions avaient été faites à l'épigastre; chez tous les autres individus frictionnés sur diverses autres parties (nuque, épine dorsale, thorax, membres supérieurs), il n'a point vu de semblables phénomènes. Bien que plusieurs des observations connues présentent des circonstances différentes, l'auteur se demande s'il n'y a pas un privilége de sympathie entre l'épigastre et les parties génitales.

En 1834, cette question était posée dans le Bulletin de Thérapeutique : Des frictions avec la pommade stibiée étant faites sur les cuisses, une éruption critique peut-elle se faire dans un lieu éloigné du siége de ces frictions ? D'après la statistique de M. Luroth, qui établit la rareté des éruptions dites sympathiques, l'auteur se demande si les éruptions secondaires ne peuvent pas être attribuées à une certaine quantité de pommade transportée sur les parties génitales.

En 1835, la Revue Médicale (t. 1.er) rapporta un fait analogue à ceux que nous venons de citer : un malade était soumis à des frictions stibiées sur la poitrine, quand il se développa des pustules sur les pieds, où nulle friction n'avait été faite. La peau du thorax, au contraire, fut exempte de toute éruption.

Mon confrère M. Gély avait prescrit à une jeune femme de 24 ans des frictions avec la pommade d'Authenrieth, pour une métrite chronique, suivant les préceptes de M. Duparcque ; après quelques jours de ces frictions, qui furent faites à la face interne des membres inférieurs, mon confrère vit se développer, autour de l'anus, quelques pustules ombiliquées, tout à fait caractéristiques.

Les lotions émétisées, pratiquées sur la peau, peuvent aussi, dans certains cas, donner lieu aux mêmes phénomènes. En 1807, un pharmacien, ayant eu à purifier, par des lotions réitérées, une quantité considérable d'émétique, le fréquent contact de ce sel avec des gerçures mal cicatrisées des mains y développa des pustules, qui se propagèrent dans les fosses nasales, à la marge de l'anus et au gland. (Voyez les Mémoires de la Société Médico-Philanthropique. Voyez encore le Dict. de Mat. Médic. de MM. Mérat et Delens).

Quant à l'époque de l'apparition des éruptions sym-

pathiques, elle est variable, et ne correspond point toujours au moment où se dessèchent les pustules nées sur
le lieu de la friction, comme le prétendait Authenrieth.
Il arrive même, et plusieurs des observations précédentes
en font foi, qu'elles précèdent toute éruption locale
(Mérat et Delens).

Tels sont les principaux faits sur lesquels on peut
appuyer la réalité de cette action singulière (1).

Il est un autre résultat, fort remarquable, de l'absorption
du tartre stibié : c'est la transmission des propriétés de
ce médicament d'une nourrice à son nourrisson.

M. Munaret raconte qu'une nourrice, étant traitée,
pour une pneumonie, par le tartre stibié, n'en avait point
encore ingéré 10 centig., lorsque l'enfant qu'elle allaitait,
âgé de 4 mois, fut pris de symptômes fort graves. Son
facies était grippé comme dans certaines maladies abdominales. Il prenait et quittait le sein, avec une expression de dégoût. Puis il s'agitait, se lamentait, éprouvait
des nausées pénibles à voir, que terminait l'évacuation,
par la bouche, de quelques gorgées d'un lait non digéré.
Confié à une autre nourrice, il fut rétabli dès le lende-

---

(1) Depuis que ce travail est terminé, de nouvelles recherches
ont eu pour résultat de jeter du doute sur l'existence des éruptions sympathiques. M. Ricord, après avoir cru un moment que des
frictions d'huile de croton tiglium, faites fort loin des organes gé-
nitaux, pouvaient produire sur eux l'éruption vésiculeuse spéciale
à ces frictions, a, plus tard, acquis la conviction que, dans les faits
observés par lui, les vésicules avaient toujours eu pour cause le
transport et l'application directe d'une certaine quantité du médicament.

main; et quelques jours après, sa mère, revenue à la
santé, rendit impunément le sein à son enfant. (Gaz.
Médic., 1833, p. 767.)

De tous les faits qui précèdent, et dont on peut rapprocher la découverte, faite par M. Orfila, de l'antimoine
dans les tissus des animaux empoisonnés par cette substance, et les observations de M. Boullay, citées ailleurs,
sur des effets secondaires des emplâtres émétisés, il me
semble résulter que le tartre stibié, administré sous une
forme quelconque, est absorbé en quantité très-notable,
et que cette absorption, qui a nécessairement une grande
part dans les effets thérapeutiques, doit rendre réservé
dans son emploi.

B. ACTION DU TARTRE STIBIÉ SUR LA CIRCULATION.

Le ralentissement du pouls, à la suite de la médication
par le tartre stibié, semble un des faits les plus solide-
ment établis. C'est l'existence de ce phénomène qui a
fourni à MM. Trousseau et Pidoux une explication ingénieuse du mode d'action de l'émétique. Les faits que
j'ai à analyser ne feront que confirmer la réalité de ce
résultat. J'exposerai successivement les observations et
appréciations d'un assez grand nombre d'auteurs sur
ce sujet; puis je présenterai, à la fin de cet article, une
statistique des observations où j'ai trouvé indiqués,
d'une manière précise, les changements survenus dans
la circulation, statistique dans laquelle je ferai entrer les
faits que j'ai personnellement observés.

Rasori avait connaissance de cette propriété; mais,

suivant lui, elle ne se développerait que sous l'influence de doses excessives (dépassées). La diminution dans la fréquence du pouls, dit-il, peut arriver jusqu'à la limite de 50 pulsations ; quelquefois, il s'y joint des irrégularités.

M. Rayer a noté une grande concentration du pouls, à l'approche des vomissements. Il attribue cette concentration à l'excitation déterminée sur le tube digestif.

M. Gimelle, médecin à l'hôtel des Invalides, dans le traitement de l'hydarthrose par le tartre stibié, a vu le plus souvent le pouls diminuer de fréquence.

Dans presque tous les faits rapportés par M. Bricheteau, il y avait un ralentissement notable de la circulation; dans un seul cas, il y eut secondairement une accélération du pouls, après un ralentissement temporaire.

En 1829 (octobre et novembre), Delpech consigna, dans le Mémorial des Hôpitaux du Midi, une série de recherches sur l'émétique à haute dose, dans toutes les maladies inflammatoires, soit spontanées, soit traumatiques. Un des résultats les plus saillants fut l'excessive dépression des forces circulatoires et de la calorification ; le pouls tomba quelquefois à 52, 47 et même 44 pulsations.

M. Patin (*Gazette Médicale*, 1833, p. 441) note, comme effet des premières doses, une légère augmentation de la fréquence et de la force du pouls, avec une sorte d'ivresse et de vertige passagers ; puis, bientôt le ralentissement succède à la fréquence. L'auteur a vu les battements du cœur et du pouls tomber de 120 à 38 pulsations; le plus souvent, suivant lui, du 3.ᵉ au 5.ᵉ jour

de la médication, il survient une irrégularité des pulsations artérielles telle, qu'il peut devenir impossible de
les compter. Cette modification dure ordinairement 24
heures, et coïncide avec le commencement de la résolution.
Quant à la diminution de fréquence, elle persiste généralement quelque temps après qu'on a suspendu la médication.

M. Nolé (Bulletin de Thérapeutique, t. 8, 1835) a vu,
en peu d'heures, sous l'influence de l'émétique, le pouls
et la respiration diminuer sensiblement de fréquence,
pendant qu'il s'établissait d'ordinaire une sueur plus ou
moins abondante.

Dans plusieurs des observations rapportées par Amb.
Laënnec (Mém. cit.), des changements importants sont
indiqués dans l'état du pouls. Dans la 2.e observation, le
pouls, qui était vibrant, s'affaiblit après les premières
doses; dans la 4.e, après la première potion, le pouls est
lent et large; dans la 5.e, après deux jours d'emploi de
l'émétique, la fièvre a cessé; dans la 7.e, elle a diminué.
Dans la 9.e observation, langue rouge, sèche, abdomen
indolent; dès les premières cuillerées, vomissements, à
la suite desquels le malade tombe dans un grand abattement; pouls faible, petit; visage décoloré; le soir, le
pouls se relève; on continue la potion. Le lendemain,
pouls calme, peu fréquent. 10.e observation : avant le
remède, pouls assez lent, facile à déprimer; à la 1.re
cuillerée, vomissements; le pouls devient petit, serré,
la face pâle. 13.e observation : dès la première potion,
le pouls est plus tranquille, plus souple, la peau moins
chaude.

M. Récamier, les auteurs du Bulletin de Thérapeutique (t. I.er, p. 16), ainsi que MM. Danvin (Journal hebdomad. 1830), Franc, de Montpellier (Archives, t. VI. Analyse), Teissier (Journal des Connaiss. Méd. Chir., t. 2), Lades (*loc. cit.*), regardent aussi le ralentissement de la circulation comme un des phénomènes les plus constants de la médication stibiée. M. Récamier a remarqué que l'amendement des symptômes morbides était en raison de cette modification.

Cette propriété, du reste, n'est point particulière au tartre stibié, mais commune aux différents composés antimoniaux et à l'antimoine lui-même.

M. Aimé Michel (nouvelles recherches sur l'oxide blanc d'antimoine, Gaz. Médic. 1833, p. 848) établit comme effet physiologique fondamental de l'emploi de cette substance, une dépression notable de la circulation, la diminution de l'énergie du cœur ; cette conclusion résulte de l'observation de 32 faits. Dans un seul cas, qui offrit la circonstance d'excès de boissons spiritueuses pendant le traitement, et qui fut suivi de mort, le pouls acquit une accélération inusitée. Plus tard, en 1835 (V. Gaz. Médic. 1835, p. 204), M. Michel, dans une épidémie de pneumonies, se loua beaucoup de l'oxide blanc, donné à la dose de 75 centig. à 2 grammes par jour ; le ralentissement de la circulation est encore signalé comme phénomène principal.

M. Lombard (Gaz. Médic. 1835, p. 677) a observé les mêmes effets à la suite de l'oxide blanc ; il a, de plus, cherché à apprécier la valeur relative de cette substance, d'une part, et des saignées, de l'autre, pour déprimer les forces circulatoires. L'abaissement de la circulation ne fut sensible, après la saignée, que 2 fois sur 12. Dans les autres observations, le pouls ne commença à diminuer de fréquence que quelques jours après la première administration de l'antimoine. Chez les malades de M. Lombard, la fièvre ne dura que 8 jours, si l'on prend le chiffre de 80 pulsations comme représentant le minimum de la fièvre. Généralement elle ne persista que 4 jours 1/2, à partir des premières doses d'oxide blanc. Il est important, pour donner plus de valeur aux observations de M. Lombard, de dire qu'il ne pratiqua jamais plus d'une saignée.

M. Padioleau, dans le traitement du rhumatisme par l'oxide blanc, a constamment aussi observé cette modification de la circulation. La chaleur fébrile cessait du deuxième au troisième jour. (Lettre du docteur Padioleau au journal le Bulletin de Thérapeutique.)

Mêmes effets ont été observés par M. Th. Constant, sur des enfants pneumoniques traités dans le service de M. Baudelocque. L'abaissement du pouls fut rapide, bien qu'en général aucune évacuation sanguine ne fût pratiquée.

Nous avons déjà cité, en rendant compte des effets des antimoniaux sur l'homme sain, les expériences de MM. Trousseau et Bonnet, sur les modifications de la circulation. Rappelons que, suivant eux, il n'y a pas, dans la thérapeutique, d'agent antiphlogistique plus puissant; que le nombre des pulsations a, sous l'influence des antimoniaux, diminué d'un cinquième, quelquefois d'un quart; qu'une fois elles sont tombées de 72 à 44. Ce ralentissement de la circulation arrive d'ordinaire assez promptement dans l'état de maladie, comme en santé; quelquefois cependant, ce n'est que le deuxième jour.

Dans le cas d'hépatisation blonde, seulement, il ont vu la fièvre persister après 48 heures d'administration. C'est le 5.ᵉ jour, généralement, que la dépression de la circulation est à son maximum, à moins d'une alimentation excessive.

La lenteur des pulsations continue le plus souvent quelques jours après la suspension du remède. Comparant sous ce rapport la médication par les antimoniaux à celle par les évacuations sanguines, MM. Trousseau et Bonnet constatent que la diminution de la fréquence du pouls est beaucoup moins complète et moins rapide dans le second de ces traitements.

Quant à la chaleur fébrile, ils ont observé que, sur 56 malades, 5 seulement avaient encore la peau chaude au bout de 48 heures. L'état de la chaleur était du reste, comme on pouvait le prévoir, corrélatif à l'état des pulsations.

MM. Trousseau et Bonnet signalent encore des horripilations, quelquefois des lipothymies, phénomène qui, suivant eux, ne dépendrait pas d'une action spéciale du remède, mais des efforts du vomissement. Quand la dose du médicament prise est très-considérable, ces derniers phénomènes sont très-prononcés, et il s'y joint de l'irrégularité, de l'intermittence même dans les battements du pouls, et un refroidissement très-marqué de la peau.

De tout ce qui précède, il ressort surtout que le pouls se ralentit beaucoup sous l'influence des antimoniaux.

Le tableau suivant, formé avec celles des observations où j'ai trouvé l'état de la circulation soigneusement mentionné, ne fera que confirmer cette loi.

	POULS avant la médication.	POULS le lendemain de la 1.re dose.	POULS le 3.o jour du traitement.	Quelques jours après.
2.o obs. de M. Danvin..........	80	65	60	»
3.e obs. du même.	fréquent.	moins fréq.	encore moins.	»
6.o obs. du même.	d.o	d.o	»	»
7.e obs. du même.	d.o	d.o	»	»
1.re obs. de Delpech............	»	»	ralentissement très-marqué.	»
1.re obs. de Lades.	128	»	110	»
2.e obs. du même.	90	»	normal.	»
3.e obs. du même.	très-fréq.	»	très-peu fréq.	»
6.e obs. du même.	fréq. et fort.	»	moins fréq. et moins fort.	»
Gaz. Méd., 1837, p. 664..........	120	90	»	»
M. Puntous.(Rev. Méd., t. 3, 6.o obs.)............	irrégulier.	régulier.	plus ferme.	»
8.e obs. du même.	très-fréq. et petit.	beauc. moins fréquent et petit.	»	»
M. Blache (enfants)............	120	110	»	»
2.e obs. du même.	136	112	98	»
Delpech...	fréquent.	»	»	52
»	d.o	»	»	47
»	d.o	»	»	44
Legrand...........	très-fréq.	presque calme	»	»
Autre observ. du même...........	144	»	84	»
Ambr. Laënnec, 2.o obs..........	vibrant.	plus faible.	»	»
4.o obs. du même.	»	lent et large.	»	»
5.e obs. du même.	fièvre forte.	»	point de fièvre	»
7.e obs. du même.	»	moins de fièvre	»	»
9.o obs. du même.	»	faible, petit.	calme, peu fréquent.	»
10.e ob. du même.	assez lent.	petit, serré.	»	»
13.e ob. du même.	»	fièvre moindre	»	»
M. Patin..........	120	»	»	38
Autre du même.	»	moins fréq.	»	»
4.e obs. du même.	»	d.o	»	»

<table>
<tr><th rowspan="2"></th><th>POULS</th><th>POULS</th><th>POULS</th></tr>
<tr><th>le 1.er jour.</th><th>le 2.e jour.</th><th>le 3.e jour.</th></tr>
<tr><td>Patin, 7.e observ.</td><td>»</td><td>moins fréq.</td><td>».</td></tr>
<tr><td>Duplat.............</td><td>»</td><td>moins dur.</td><td>»</td></tr>
<tr><td>Michel (sur 32 faits)............</td><td>»</td><td>moins fréq.</td><td>encore moins.</td></tr>
<tr><td>Le même (une seule fois).......</td><td>»</td><td>resté fréq.</td><td>resté fréq.</td></tr>
<tr><td>Legrand............</td><td>124</td><td>84</td><td>»</td></tr>
<tr><td>A</td><td>115</td><td>112</td><td>75</td></tr>
<tr><td>B</td><td>110</td><td>90</td><td>»</td></tr>
<tr><td>C</td><td>100</td><td>92</td><td>»</td></tr>
<tr><td>D</td><td>94</td><td>peu fréquent.</td><td>»</td></tr>
<tr><td>E</td><td>90</td><td>90</td><td>90</td></tr>
<tr><td>F</td><td>120</td><td>110</td><td>84</td></tr>
<tr><td>G</td><td>fréquent.</td><td>moins.</td><td>moins.</td></tr>
<tr><td>H</td><td>très-fréq.</td><td>moins.</td><td>moins.</td></tr>
<tr><td>I</td><td>»</td><td>pouls calme.</td><td>»</td></tr>
<tr><td>J</td><td>»</td><td>très-fréq.</td><td>bien moins.</td></tr>
<tr><td>K</td><td>100</td><td>»</td><td>62</td></tr>
<tr><td>L</td><td>105</td><td>100</td><td>96</td></tr>
<tr><td>M</td><td>fréquent.</td><td>fréquent.</td><td>encore fréq.</td></tr>
<tr><td>N</td><td>très-fréq.</td><td>bien moins, 85.</td><td>»</td></tr>
<tr><td>O</td><td>très-fréq.</td><td>moins.</td><td>»</td></tr>
<tr><td>P</td><td>108</td><td>84</td><td>76</td></tr>
<tr><td>Q</td><td>fréq. et dur.</td><td>72. souple.</td><td>»</td></tr>
<tr><td>R</td><td>fréquent.</td><td>moins fréq.</td><td>»</td></tr>
<tr><td>S</td><td>108</td><td>85</td><td>96</td></tr>
<tr><td>T</td><td>108</td><td>90</td><td>»</td></tr>
<tr><td>U</td><td>accéléré.</td><td>lent.</td><td>lent.</td></tr>
<tr><td>V</td><td>petit.</td><td>petit et lent.</td><td>petit et lent.</td></tr>
<tr><td>X</td><td>108</td><td>95</td><td>»</td></tr>
<tr><td>Y</td><td>98</td><td>75</td><td>66</td></tr>
<tr><td>Z</td><td>130</td><td>118</td><td>110</td></tr>
<tr><td>V'</td><td>130</td><td>120</td><td>encore fréq.</td></tr>
<tr><td>X'</td><td>110</td><td>95</td><td>75</td></tr>
<tr><td>Y'</td><td>72</td><td>62</td><td>60</td></tr>
</table>

(En marge, verticalement : FAITS QUI ME SONT PERSONNELS.)

Dans ce tableau, nous trouvons que, pour 23 cas, le pouls a été compté avant et après la médication ; sur ces

23, la diminution dans le nombre des pulsations, le lendemain de la première administration, a été de 15, 30, 10, 24, 40, 3, 20, 8, 10, 5, 24, 23, 18, 13, 23, 12, 10, 15, 10.

Dans 23 autres cas, le pouls, non compté, était très-sensiblement ralenti.

Dans 2, le pouls est resté également fréquent. Dans aucun le pouls n'était plus accéléré après la première potion qu'avant le traitement.

Après deux jours d'administration, le ralentissement est encore à peu près constant; il est plus marqué; sur 17 cas, où le pouls a été compté le premier et le troisième jour, la diminution de fréquence est exprimée par les différences suivantes : 20, 18, 12, 38, 60, 40, 30, 36, 38, 9, 32, 12, 32, 20, 35, 10, 0. Ainsi, une seule fois, le pouls a conservé le même nombre de pulsations.

Treize fois, le pouls, bien qu'on n'en eût pas compté les battements, était signalé comme sensiblement ralenti : trois fois il conservait sa fréquence. Dans aucun cas celle-ci ne fut augmentée.

Je n'ai pu faire entrer dans cette statistique les 32 faits de M. Michel, bien qu'ils soient insérés au tableau, parce que l'époque du ralentissement n'est pas indiquée. Mais souvenons-nous que, dans tous les cas, un seul excepté, le nombre des pulsations diminua. Le fait de M. Patin ne peut non plus, et par le même motif, être aligné avec les autres, bien qu'il fournisse l'exemple du plus grand ralentissement. Le pouls, en effet, tomba en quelques jours de 120 à 38 (différence, 82 pulsations). Même difficulté pour ceux de Delpech, qui signale, au bout de quelques jours, une diminution très-marquée de fréquence, mais sans préciser le point de départ. N'oublions pas qu'il a vu le pouls tomber à 54, 47 et 44 pulsations.

En résumé, les antimoniaux, et notamment le tartre stibié, sur lequel porte surtout la statistique précédente, diminuent la fréquence du pouls d'une manière très-marquée : ils agissent, en ce sens, comme la saignée, mais, en général, beaucoup plus efficacement. Sous l'influence de la saignée, on ne voit guère le pouls se ralentir beaucoup et rapidement ; cela peut arriver cependant, comme fait exceptionnel, et je pourrais citer l'exemple d'un homme qui, après trois saignées pratiquées dès le lendemain de son arrivée à l'hôpital, pour une pneumonie, m'offrit, en 24 heures, une diminution du nombre des pulsations, dans le rapport de 98 à 48. Le sixième jour, le pouls était à 36 ; puis il se releva graduellement jusqu'au chiffre 60, qui paraissait représenter l'état normal. Je le répète, une semblable modification par les saignées est un fait exceptionnel.

Dans les cas très-rares où le pouls ne s'est pas ralenti sous l'influence de l'émétique, on en a trouvé, en général, le motif dans des circonstances accessoires : le plus souvent, c'est ou une inflammation des organes digestifs, ou une excitation temporaire de ces mêmes organes par une alimentation intempestive.

Dans la 3.ᵉ observation de M. Th. Constant (clinique des enfants malades, service de M. Bouneau), il existait, concurremment avec la pneumonie, quelques symptômes d'irritation gastro-intestinale : langue sèche et rouge, ab-

domen sensible à la pression, constipation, vomissements aux premières cuillerées du médicament ; puis,
tolérance. Dès la première potion, la fréquence de la
respiration diminua notablement. Le pouls, au contraire,
devint un peu plus fréquent ; quoi qu'il en soit, le malade alla de mieux en mieux et se guérit.

Dans la 4.e observation, il s'agit d'un petit malade
qui, pendant sa première potion émétisée, mangea des
gâteaux et diverses friandises : vomissements et selles
abondantes ; le pouls et la respiration ne perdent point
de leur fréquence ; alors, régime sévère ; établissement
de la tolérance ; ce n'est qu'après trois jours de celle-ci
que le mieux se prononce bien franchement. Ces faits
sont d'accord avec les observations de MM. Trousseau
et Pidoux.

Dans d'autres cas, c'est un moyen de traitement étranger à la médication stibiée, qui s'oppose à
l'action déprimante de celle-ci : un vésicatoire, par
exemple. Dans une observation appartenant encore à M.
Constant, la persistance de la fièvre ne paraît pas reconnaître d'autre cause.

D'autres fois, c'est l'existence d'une affection contre
laquelle les antimoniaux, non plus que tout autre mode
de traitement, ne peuvent avoir de prise, telle que la
phthisie pulmonaire.

Dans quelques cas, enfin, c'est la persistance de la
phlegmasie, que n'a pu guérir le traitement par les antimoniaux.

Après le ralentissement du pouls, l'affaiblissement de
ses pulsations, déterminant parfois des lipothymies, doit

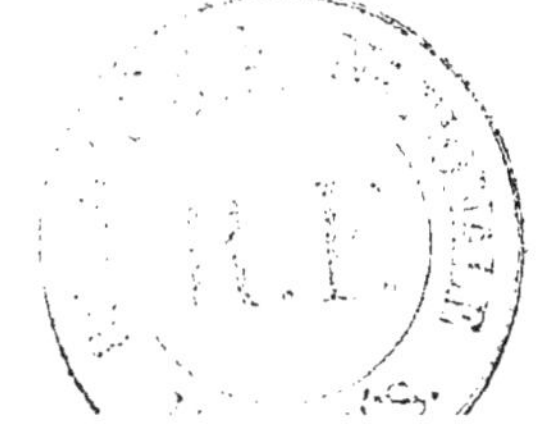

être regardé aussi comme un phénomène ordinaire du traitement par l'émétique. Aussi, quand on donne l'émétique, à haute dose, à un individu très-affaibli par les progrès de sa maladie, ou par des saignées antérieures, il arrive souvent que l'amendement des symptômes soit précédé d'un état de défaillance fort inquiétant, et qu'il faut connaître, pour ne pas s'exposer à dépasser les limites d'une dépression convenable des forces.

C. ACTION DES ANTIMONIAUX, ET PARTICULIÈREMENT DU TARTRE STIBIÉ, SUR LA SÉCRÉTION DES URINES ET L'EXHALATION CUTANÉE.

On est assez généralement d'accord pour reconnaître aux antimoniaux la propriété d'augmenter les sueurs. Cependant, cette propriété a été niée par quelques médecins.

Je vais exposer tour à tour quelques faits présentés à l'appui de l'une et de l'autre opinion.

M. Gros (clinique de M. Récamier), dans quatre observations de bronchite, traitées par le tartre stibié, mentionne une diaphorèse considérable.

M. Lades, sur 8 observations, a noté trois fois le même phénomène.

M. Nolé affirme qu'en peu d'heures l'administration du tartre stibié est suivie de sueurs plus ou moins copieuses. Delpech, MM. Gimelle, Mareschal et Camin, de Nantes (Journal de la Sect. de Médecine); MM. Legrand, Michel, Nicard, Duplat, Patin et Bricheteau (ouvrages cités), rapportent des observations où la diaphorèse est signalée.

M. Th. Constant, dans la clinique de M. Baudelocque et dans celle de M. Bouneau, a vu, chez presque tous les enfants traités pour des pneumonies par l'oxide blanc d'antimoine, se développer, peu après les premières doses, une diaphorèse très-marquée.

M. Levrat-Perrotton, agissant généralement par de petites doses, suivant la méthode de Stoll, a, sur 18 cas, presque toujours observé des sueurs abondantes, en même temps que des vomissements et des évacuations alvines.

M. Munaret, s'en rapportant à l'analyse de 37 observations, regarde la diaphorèse comme un effet constant de la médication et comme le présage d'une terminaison favorable.

M. Lombard a vu d'ordinaire l'exhalation de la peau augmentée : sur 11 cas, la sueur manqua une fois seulement ; cinq fois, il y eut une moiteur habituelle ; cinq fois, des sueurs abondantes pendant tout le traitement ; d'où résulte, suivant lui, que le nom d'antimoine diaphorétique lavé avait une valeur réelle.

D'après M. Récamier, diverses sécrétions sont augmentées par les antimoniaux : le plus souvent les sueurs, quelquefois les urines.

Les rédacteurs du Bulletin de Thérapeutique regardent aussi l'augmentation de ces deux sécrétions comme l'effet ordinaire de l'émétique. Mais, suivant eux, il n'est point propre aux grandes doses, à l'exclusion des petites. Ce qu'ils trouvent de spécial à la médication par les hautes doses, c'est la dépression des forces, l'affaiblissement du pouls, etc.

MM. Trousseau et Bonnet (*loc. cit.*) pensent que si des sueurs ont lieu quelquefois, elles ne dépendent point d'une action spécifique du remède, mais uniquement des efforts pour vomir ou de l'influence de la résolution commençante. Du reste, ils les ont très-rarement observées, deux fois seulement sur cent, sauf le cas de rhumatisme aigu, qui explique parfaitement des sueurs abondantes, sans qu'il soit besoin de faire intervenir la médication.

Les mêmes auteurs, sous l'influence de doses toxiques, signalent au contraire un refroidissement prononcé de la peau.

M. Husson, dans 12 cas de rhumatisme, traités par l'émétique, à la dose de 60 centig. par jour, n'a point vu que les sueurs, ni les urines, ni les évacuations du tube digestif, fussent, en aucune manière, augmentées.

MM. Legrand, Finaz, Teissier, citent des cas où il n'y eut aucune diaphorèse, ce qui n'empêcha pas le médicament d'agir très-favorablement.

M. Toulmouche, de Rennes, a trouvé que le kermès ne déterminait pas plus la diaphorèse que le ralentissement du pouls. (Résultat de 119 observations.)

Au milieu de cette divergence d'opinions sur un fait matériel, j'ai compulsé avec soin 55 observations, recueillies par moi, de traitements par les antimoniaux, et particulièrement par le tartre stibié. Voici les résultats : quatre fois seulement la transpiration cutanée a paru augmentée sous l'influence de la médication. Dans 22 cas, manquant un peu de détails, rien n'est indiqué de semblable. Dans 28 enfin, l'absence de la sueur est expressément mentionnée, ou implicitement accusée par le silence à cet égard, au milieu de détails très-circonstanciés sur tous les autres points.

Il me paraît résulter de ces chiffres que, suivant l'opinion de MM. Trousseau et Pidoux, les antimoniaux ne produisent pas de sueurs par une action spéciale; que si elles les déterminent quelquefois, c'est accidentellement, et par l'intermédiaire des efforts du vomissement.

Quant à l'augmentation de la sécrétion urinaire, elle a été mentionnée particulièrement par MM. Trousseau et Pidoux (ouv. cité, t. 2, 2.ᵉ partie, p. 516). Voici comment ils rendent compte de leurs observations à cet égard : « Lorsque les antimoniaux ne déterminent ni purgations ni vomissements, ils augmentent presque constamment la sécrétion urinaire. Nous n'avons pu, non plus, ne pas remarquer ce qu'il y avait de commun entre la plupart des autres substances diurétiques et les antimoniaux. Celles-là, ainsi que ces derniers, exercent en même temps une action dite stimulante sur les reins, et une sédation sur le système circulatoire : ainsi, la digitale, la scille, les acides végétaux, les sels de soude et de potasse, etc. Et, par contre, nous voyons que les substances, qui stimulent le plus énergiquement la circulation, augmentent la diaphorèse et diminuent la sécrétion urinaire : ainsi, l'opium, les solanées vireuses, les alcools, les composés ammoniacaux, etc. »

Une observation de M. Legrand est conforme aux principes exposés ci-dessus. Dans ce cas, après la première potion stibiée, on nota la diminution des sueurs et l'augmentation de la sécrétion urinaire.

7

Dans deux autres faits du même auteur, sueurs et urines simultanément augmentées.

Les auteurs du Bulletin de Thérapeutique ont aussi mentionné la diurèse.

M. Patin a remarqué que, s'il n'y avait ni vomissements ni selles, il y avait diurèse. Celle-ci a été observée aussi par M. Récamier et M. Padioleau. Le premier fait remarquer, néanmoins, que l'augmentation des urines est moins fréquente que celle des sueurs.

D. EFFETS SUR LE SYSTÈME NERVEUX.

Lorsque nous avons parlé de la dépression occasionnée dans les forces circulatoires par l'émétique, nous avons dit que, sous son influence, il y avait souvent une tendance prononcée à la défaillance et une prostration des forces nerveuses très-prononcée.

Ces effets ont surtout été mis en évidence par des faits de la clinique de Rasori, recueillis par M. Prato, et publiés par le docteur Strambio. Les cas d'une issue malheureuse ont été particulièrement choisis par ce médecin, qui a trouvé, dans la plupart, la dépression des forces nerveuses portée à son maximum, et pense rencontrer dans ce fait la cause de la mort.

Dans la cinquième observation rapportée par le docteur Strambio, il s'agit d'une fille robuste qui, pendant le cours d'une pneumonie, prit 13 grammes 50 centigrammes d'émétique. Après quatre jours de traitement, il se déclara une forte diarrhée, avec faiblesse extrême, qu'on regarda comme un signe favorable; l'oppression avait, en effet, diminué, et on concevait des espérances, quand, inopinément, la malade succomba.

6.ᶜ et 19.ᵉ observations, 100 grammes et 160 grammes d'émétique, donnés en 7 et 10 jours, avec tolérance presque parfaite. Cependant, le pouls s'affaiblit de plus en plus, et les malades moururent dans un état de prostration indicible.

7.ᵉ *Observation*. — Doses énormes de tartre stibié, saignées nombreuses. Mort, dans une très-grande faiblesse. A l'autopsie, on trouva seulement quelques points d'hépatisation, tout à fait incapables d'avoir occasionné la mort. Dans ce cas, on avait continué l'administration de l'émétique à des doses toujours très-élevées, alors même que la résolution du poumon était presque complète, comme si on avait voulu éprouver jusqu'au bout la patience des organes.

9.ᵉ *Fait*. — 3 grammes et 3 grammes 50 centigrammes de tartre stibié chaque jour, terme moyen, pendant un mois et plus. Pendant ce traitement, il se développa : une angine aphtheuse, une anasarque, des escarres au sacrum. Néanmoins, les symptômes de la maladie primitive ayant disparu, on croyait à un rétablissement prochain, quand la mort arriva presque subitement, comme dans les cas précédents.

La 11.ᶜ observation ressemble beaucoup à toutes les autres ; seulement, on trouva une hépatisation assez étendue.

Il est à regretter que, dans ces différents cas, l'investigation du tube digestif ait été le plus souvent négligée ; car elle aurait pu fournir quelques lumières sur les causes de ces funestes terminaisons. Vu la nature des symptômes observés avant la mort, et l'absence, dans le plus grand nombre des cas, de lésions pulmonaires actuelles expliquant cette issue, il y a lieu d'admettre que celle-ci est arrivée par suite d'une sorte d'épuisement, soit primitif, soit lié à des désordres graves qu'on peut présumer dans le tube digestif.

On lit dans les Archives Générales de Médecine (T. 26, mai 1831) l'abrégé d'un fait emprunté à la pratique de Th. Laënnec, par M. Vyau de la Garde. Dans ce cas, le tartre stibié fut donné, malgré la rougeur de la langue. Après quelques jours de traitement, cette rougeur augmenta et s'accompagna de douleur à l'épigastre. Alors on substitua à l'émétique le soufre doré d'antimoine (30 centigrammes, puis 60 centig. par jour). Le malade était mieux, et semblait toucher à la guérison, quand il mourut inopinément et en peu de temps, à la suite, dit l'observateur, d'un repas trop copieux. A l'autopsie, tous les organes abdominaux parfaitement sains ; la muqueuse gastrique pâle, exsangue.

Nous trouvons beaucoup d'analogie entre cette observation et celles du docteur Strambio. C'est probablement après avoir eu connaissance de faits semblables, que M. Darbefeuille, ancien chirurgien en chef à l'Hôtel-Dieu de Nantes, a dit que l'émétique pouvait produire, soit une agitation générale et des convulsions, soit la prostration des forces et même la mort (Journal de la Section de Médecine de Nantes). M. Rayer, dans ses expériences sur les animaux vivants, a observé aussi quelque chose d'analogue aux faits de M. Strambio.

D'autres médecins, sans observer des phénomènes aussi graves, ont indiqué comme effet de l'émétique une stupeur notable de l'appareil nerveux.

C'est sans doute au ralentissement de la circulation cérébrale, dit M. Lades (mém. cité), qu'il faut attribuer un certain degré d'oblitération des facultés intellectuelles, observé quelquefois par Delpech. Notons cependant que ce chirurgien distingué employait l'opium concurremment, et à fortes doses, pour favoriser la tolérance, ce qui pouvait bien contribuer à stupéfier le système nerveux.

L'abattement, la stupeur, sont aussi mentionnés par les rédacteurs du Bulletin de Thérapeutique, par MM. Bricheteau, Franc, Teissier, et par M. Puntous, qui recommande aussi de ne pas oublier, dans l'appréciation du fait, l'association usitée de l'opium.

D'autres phénomènes à peu près du même ordre ont été observés par quelques auteurs. D'après MM. Récamier et Trousseau, il peut survenir, sous l'influence des antimoniaux, des vertiges, de la céphalalgie et une sorte d'ivresse ; mais cela est rare, si l'on a soin de ne pas débuter par de très-fortes doses.

M. Patin dit que, chez la plupart des sujets en traitement, on remarque d'abord une légère augmentation de la force et de la fréquence du pouls, avec une sorte d'ivresse et de vertiges passagers. Le ralentissement de la circulation ne vient que plus tard.

M. Fodéré a vu des convulsions survenir après les grandes doses d'émétique.

M. Fabre (*loc. cit.*) a vu des convulsions et du délire ;

mais, dans les cas dont il est question , il y avait gastro-entérite , et peut-être n'est-il pas nécessaire , pour se rendre compte des phénomènes , d'invoquer une action directe , exercée par la médication , sur l'appareil nerveux.

MM. Trousseau et Pidoux ont vu le tartre stibié, donné à doses toxiques, donner lieu à des crampes dans les membres.

Dans le travail du premier de ces auteurs, en collaboration avec M. Bonnet, cette opinion est exprimée, que les vomissements ne surviennent, pendant l'administration du tartre stibié, que par l'effet d'une modification nerveuse. Les faits présentés à l'appui de cette idée sont tous ceux où le vomissement s'est montré après l'injection du sel dans le rectum et dans les veines.

Un autre effet de l'émétique sur le système nerveux, est la surdité d'une oreille, mentionnée par Fabrice de Hilden. Peut-être est-ce aussi un phénomène du même genre que cet affaiblissement de la voix signalé par M. Gimelle.

La dépression des forces nerveuses, liée peut-être à l'affaiblissement de la circulation, me paraît en définitive être un fait très-général dans l'administration de l'émétique. Si on donne ce médicament dans une période très-avancée de la maladie, quand déjà il existe une grande faiblesse, l'effet immédiat de la première potion est quelquefois une prostration , en apparence fort inquiétante, mais qui souvent est le présage de l'amélioration.

Je pourrais citer , à l'appui de cette assertion, un

assez grand nombre d'observations. Je renvoie les détails d'un ou deux de ces faits à la fin de mon travail.

E. ACTION SUR DIFFÉRENTS SYMPTOMES DE LA PNEUMONIE ET DE LA PLEUROPNEUMONIE.

Influence du tartre stibié sur la dyspnée.

Les mouvements respiratoires diminuent de fréquence, pendant la médication antimoniale, chez l'homme sain , comme il a été dit ailleurs. Il en est encore ainsi dans l'état de maladie, et particulièrement dans la pneumonie, comme beaucoup d'observateurs l'ont constaté.

MM. Trousseau et Bonnet (*loc. cit.*) insistent sur ce phénomène. Ils font remarquer , du reste, que la corrélation entre le ralentissement du pouls et celui de la respiration n'est point constante, l'une de ces deux fonctions étant plus notablement influencée que l'autre , dans des cas donnés. Cependant , en général , si les pulsations diminuent de moitié, les mouvements respiratoires diminuent d'un quart. Le pouls est donc , d'ordinaire, plus vite et plus complétement modifié que la respiration , ce qui s'explique bien , dans la pneumonie , par la persistance des phénomènes locaux , qui survivent au molimem phlegmasique.

Dans plusieurs des observations d'Amb.se Laënnec , le ralentissement est noté, et quelquefois dès les premières doses. Il en est ainsi de plusieurs des faits cités par M. Danvin.

La clinique de M. Baudelocque offre des résultats semblables. Chez les enfants traités pour des pneumonies, dans ce service, par l'oxide blanc d'antimoine, et, presque toujours sans saignées préalables, on observa une diminution rapide de l'oppression (mém. de M. Th. Constant).

M. Récamier a vu la respiration réduite à six par minute (lettre à la *Gazette Médicale*).

M. Patin a vu ce ralentissement de la respiration avoir lieu également chez les sujets sains, chez ceux affectés de rhumatisme, et même chez les sujets portant une hypertrophie du cœur.

Les auteurs ne sont pas tous d'accord sur l'époque à laquelle arrive ce changement favorable. Suivant M. Patin, il ne se montre que le deuxième ou le troisième jour de l'administration, et non pas presque immédiatement après les premières doses, comme le ralentissement de la circulation.

Dans sa première observation, en effet, le pouls diminue rapidement de fréquence ; la respiration ne se ralentit, au contraire, que le cinquième jour.

Dans la quatrième observation (traitement par l'antimoniate de potasse), le pouls diminue aussitôt de fréquence. La respiration est, au contraire, momentanément accélérée, et ne se ralentit que plus tard.

Dans la septième observation (acide antimonique), il n'en est pas ainsi: l'accélération de la respiration et de la circulation a diminué simultanément dès le lendemain de la première potion.

D'après M. Nolé (*loc. cit.*), la respiration, comme le pouls, perd, en peu d'heures, beaucoup de sa fréquence.

Les deux premières observations de M. Legrand (*loc.*

cit.) fournissent des exemples d'une modification rapide dans les mouvements respiratoires.

1.re *Observation.* — Il n'y a plus d'oppression le surlendemain de la première potion.

2.e *Observation.* — Respiration haletante avant l'administration, libre dès le lendemain.

M. Th. Constant a remarqué, dans le service de M. Bonneau, sur des enfants de 2 à 16 ans, que le pouls et la respiration se ralentissaient beaucoup après la première potion ; qu'après la seconde, ils reprenaient, mais momentanément, un peu de fréquence.

Dans les faits que j'ai pu observer, j'ai reconnu bien souvent la réalité de la diminution de fréquence dans les mouvements respiratoires, sous l'influence de l'émétique, et, plusieurs fois, ce ralentissement a été rapide.

Sur 12 cas, dans lesquels une oppression forte est mentionnée, je trouve que 9 fois elle a été sensiblement diminuée, dès le second jour de l'administration ; que 2 fois, le degré de l'oppression n'est pas indiqué le second jour ; qu'une fois seulement, elle n'a pas été notablement modifiée.

De ces 12 malades, le troisième jour, 9 ne sont plus oppressés, ou le sont beaucoup moins. Chez 2, le degré de la dyspnée n'est pas noté. Chez 1 seul, l'oppression reste forte, quoiqu'elle soit bien diminuée.

Le ralentissement, observé dans le plus grand nombre de ces cas, est d'autant plus remarquable, que, dans tous, il existait une pneumonie au second degré. Je n'ai guère employé, en effet, le tartre stibié dans la pneumonie, qu'autant qu'elle était arrivée à ce degré; contre le premier, je me contente en général des évacuations sanguines.

L'assertion de MM. Trousseau et Bonnet, soutenue par d'autres auteurs, comme il a été dit, à savoir que la diminution dans le nombre des mouvements respiratoires se fait plus longtemps attendre que celui des pulsations artérielles, me semble vraie pour la plupart des cas. Le ralentissement de la respiration, en effet, est très-appréciable dès le troisième, et même dès le deuxième jour; mais, à cette époque, en général, cette fonction n'est point encore rentrée dans son état de calme habituel.

Dans six faits récemment observés, j'ai compté les mouvements de la respiration, avant l'administration, le second jour de celle-ci, puis le troisième; voici les chiffres obtenus :

Nombre des mouvements.

	Avant le trait.		Le 2.e jour du trait.		Le 3.e jour.
1.re Observat.	44	—	35	—	30
2.e	— 35	—	28	—	24
3.e	— 60	—	50	—	50
4.e	— 55	—	45	—	42
5.e	— 40	—	32	—	28
6.e	— 32	—	24	—	22

MODIFICATIONS DE L'EXPECTORATION SOUS L'ACTION DE L'ÉMÉTIQUE.

Les changements survenus dans les crachats, à la suite de l'emploi de l'émétique, ne sont pas moins importants, et semblent, en général, plus rapides que ceux de la respiration.

MM. Trousseau et Bonnet (Clinique de M. Trousseau), sur 58 malades traités de pneumonies par les antimoniaux, ont fait les remarques suivantes :

56 guérirent. La plupart de ceux-ci, dès le lendemain des premières doses, offraient des crachats dont la couleur rouge était remplacée par une simple teinte jaune safranée. Le surlendemain, après 48 heures de médication, 54 ne présentaient plus les crachats pneumoniques. Deux seulement, sujets pauvres et épuisés, offrirent les crachats rouillés jusqu'au cinquième et au huitième jour. Chez quelques-uns, les crachats, quoiqu'ils eussent perdu leur coloration, conservaient une viscosité assez forte. Les résultats ci-dessus eurent lieu, quelle que fût la préparation antimoniale employée.

Les faits rapportés par MM. Guersent et Blache, Guionnet, Danvin, Amb. Laënnec, Th. Constant, A. Legrand, Duplat, Picard, Padioleau, etc., confirment cette opinion qu'une modification large et rapide se prononce dans les crachats pendant la médication stibiée.

Suivant M. Patin, c'est 24 ou 36 heures après le début du traitement, que cet heureux changement se manifeste ; il est plus lent à venir, lorsque la pneumonie est compliquée d'une bronchite préexistante. M. Lombard a remarqué que, dans le traitement de la pneumonie par l'oxide blanc d'antimoine, l'expectoration rouillée persistait quatre jours après les premières doses. M. Louis ayant, d'autre part, établi que, dans la cure par l'émétique, la durée moyenne de l'expectoration rouillée est de huit jours, M. Lombard a conclu que l'oxide blanc était plus efficace que ce dernier médicament. Cette proposition cesse d'être vraie, si l'on oppose à la statistique de M. Louis les cas très-nombreux, différents sans doute par leur intensité, où la modification des crachats par le tartre stibié a été très-rapide.

Un autre changement favorable, indiqué par plusieurs auteurs, et spécialement par MM. Ruef et Bartels, est la transformation de la toux, qui devient grasse et s'accompagne d'une expectoration facile.

Dans les observations que j'ai recueillies moi-même, 14 fois la nature des crachats est indiquée avant l'administration du remède et peu de temps après ses premières doses (24 à 72 heures).

Sur les 14 sujets de ces observations, 2 seulement présentaient encore des crachats rouillés dans le délai indiqué ci-dessus ; mais la proportion de sang y était moins considérable. Chez un 3.ᵉ, il existait seulement quelques stries sanguinolentes.

Dans les 11 autres cas, au bout de 72 heures, et quelquefois bien plus tôt, les crachats étaient entièrement muqueux ; plusieurs fois ils ressemblaient à une solution de gomme écumeuse, comme dans le début de la bronchite aiguë ; plus souvent ils étaient épais et analogues à ceux d'une bronchite plus avancée.

L'expectoration m'a paru, le plus souvent, facilitée par les premières doses de tartre stibié.

MODIFICATION DE LA DOULEUR THORACIQUE.

Il résulte d'observations rapportées par MM. Blache

(Archives, t. 15, p. 11), Dauvin, Legrand, Ambr. Laënnec (ouv. cités), que la douleur de la pleuropneumonie cède ordinairement, et parfois très-rapidement, à l'emploi du tartre stibié. Dans plusieurs de ces faits, c'est dès les premières doses, vers la fin de la première potion, qu'on remarque une diminution très-notable et même la cessation complète du point de côté.

Dans douze de mes observations, les modifications de la douleur de côté sont notées pendant les diverses phases du traitement par le tartre stibié. Dans dix, elle n'existe plus ou est beaucoup diminuée au bout de 48 heures de traitement.

Dans un cas, elle est plus lente à se dissiper. Dans le 12.ᵉ, enfin, elle persiste longtemps après la disparition des symptômes inquiétants.

Changements dans les signes physiques tirés de l'auscultation et de la percussion.

Chacun sait avec quelle lenteur les signes physiques empruntés à l'auscultation et à la percussion se dissipent après une pneumonie, quel que soit le traitement suivi; on n'ignore point que les désordres fonctionnels ne sont pas absolument en rapport avec les désordres matériels du poumon; que, par exemple, la diminution dans l'activité de la circulation pulmonaire amende souvent les troubles fonctionnels, sans que la lésion physique soit beaucoup modifiée. On ne doit donc pas s'étonner que les signes plessimétriques et stéthoscopiques survivent assez longtemps aux autres, dans beaucoup de cas, comme l'a remarqué Laënnec. (Auscult. médiate, I, 499).

Voici ce qui arrive en général :

Dès les premières potions, il y a un changement favorable dans les signes physiques : ainsi la respiration bronchique est assez promptement remplacée, dans une partie de son siége primitif, par le râle crépitant.

Puis celui-ci diminue d'étendue ; mais, d'ordinaire, il persiste longtemps, comme il arrive, du reste, dans la plupart des pneumonies, de quelque manière qu'on les ait traitées.

On pourra voir la justification de ces assertions dans les observations que j'ai l'intention de placer à la fin de mon travail. Parmi les faits qui ne me sont pas personnels, en voici quelques-uns à l'appui de ce que je viens d'avancer :

Dans la première observation de la thèse de M. Guionnet, dès le premier jour, vers la fin de la première potion, le râle crépitant remplace la respiration bronchique ; aucune saignée n'a été pratiquée.

Dans la 2.ᵉ observation, râle crépitant revenu en abondance deux jours après la première administration.

Dans la 4.ᵉ (pneumonie au 3.ᵉ degré, crachats jus de pruneau), le champ du souffle bronchique et de la bronchophonie est beaucoup diminué dès le lendemain des premières doses.

Dans la 2.ᵉ observation du mémoire déjà cité plusieurs fois, de M. Danvin, le râle crépitant persiste longtemps après que les symptômes graves ont disparu.

4.ᵉ Observation du même. 2 gram. 80 cent. de tartre stibié dans une pneumonie ; amendement rapide des symptômes généraux ; persistance, pendant longtemps, de la matité du son et des signes stéthoscopiques.

5.ᵉ Observation. 60 centig. seulement en 2 jours ; état fonctionnel assez promptement amélioré. Signes physiques lents à se dissiper.

Les phénomènes locaux, disent MM. Trousseau et Bonnet, existent encore alors que la pyrexie a cédé ; cette persistance, cependant, n'est pas aussi marquée qu'après les évacuations sanguines.

Dans un cas rapporté par M. A. Legrand, la décroissance des signes physiques fut aussi rapide que celle des symptômes fonctionnels. Avant la médication, matité, râle crépitant, avec bruit de parchemin. Après deux jours seulement, son à peine mat ; râle crépitant presque entièrement disparu.

Deux observations de MM. Guersent et Blache, ayant pour sujets des enfants, offrent de nouveaux exemples de la disparition rapide des signes physiques, comme fait exceptionnel.

Premier fait. Pneumonie au 2.ᵉ degré, respiration bronchique et bronchophonie. Ces phénomènes disparaissent à la fin de la première potion.

2.ᵉ *fait.* Bronchophonie diminuée sensiblement le 3.ᵉ jour du remède.

Je vais actuellement donner la statistique de 28 observations dans lesquelles les phénomènes physiques ont été soigneusement enregistrés.

Dans 24 de ces faits, il y avait de la respiration bronchique, avec bronchophonie plus ou moins évidente, au premier moment de l'administration.

Dans 6 de ces 24 cas, le lendemain des premières doses, ces phénomènes avaient diminué, avec ou sans la coïncidence du râle crépitant *redux*. Dans les autres (18), il n'y avait point d'amendement dans les signes physiques.

Le 3.ᵉ jour, la respiration bronchique était faible dans 5 cas, n'existait plus dans 3, persistait avec assez d'intensité dans 16 cas.

Le 8.ᵉ jour, il restait de la respiration bronchique et de la bronchophonie chez 12 individus; néanmoins, sur 6 d'entre eux, le râle crépitant s'était établi, on avait gagné du terrain. Chez 3, il restait seulement du râle crépitant; sur les autres, la respiration était normale, ou seulement un peu obscure.

Le 15.ᵉ jour, sur les 24 malades, 4 avaient encore de la respiration bronchique, avec ou sans râle crépitant. Deux avaient seulement des restes de râle crépitant. Les autres, à cette époque, n'offraient plus de signes stéthoscopiques.

Parmi les quatre qui offraient encore de la respiration bronchique au 15.ᵉ jour, l'un succomba, après avoir offert ces phénomènes jusqu'à la fin. Deux ne furent exempts de tout phénomène stéthoscopique que le 26.ᵉ et le 27.ᵉ jour. Chez le dernier, enfin, la pneumonie passa à l'état chronique, et ne fut complétement guérie qu'après plusieurs mois de séjour à l'hôpital.

La conclusion à tirer de ces faits et de ceux qui les précèdent, c'est que les phénomènes stéthoscopiques et plessimétriques sont de ceux qui survivent le plus longtemps à l'amélioration générale.

ACTION DE L'ÉMÉTIQUE SUR LE POUMON SAIN.

Parmi les effets physiologiques du tartre stibié, il

en est un qui serait des plus remarquables, si la réalité en était démontrée par un nombre suffisant d'observations.

Je veux parler d'une fluxion pulmonaire signalée dans quelques cas.

Nous avons déjà vu précédemment que, dans les expériences sur les animaux, on avait déterminé, au moyen de fortes doses d'émétique, des engorgements du parenchyme pulmonaire. Voici quelques faits qui semblent avoir une signification analogue.

M. Mériadec Laënnec rapporte le fait suivant : un malade qu'on avait traité pour un rhumatisme aigu, au moyen du tartre stibié à haute dose, était arrivé au 5.ᵉ jour de sa convalescence, quand il fut pris d'une pneumonie ; celle-ci fut légère et bientôt guérie.

Dance (mém. cité) rend compte d'un fait semblable.

Sur onze individus traités pour des rhumatismes, par la même médication, M. Hervez de Chegoin se vit trois fois forcé de suspendre le traitement, en raison d'affections pulmonaires survenant pendant sa durée. L'un fut affecté d'une pneumonie mortelle ; un autre, d'une pleurésie double avec épanchement qui se guérit plus tard ; le troisième, enfin, d'une bronchite intense qui céda aux saignées.

Delpech traitait un malade affecté aussi de rhumatisme aigu, par des doses journalières d'émétique de 30 centigr. à 90 centigr., toujours dans un véhicule de 200 grammes, quelle que fût la dose employée. Pendant la durée de ce traitement, pour lequel on consomma 5 gr. 40 cent., il se développa une pneumonie qui fut guérie par une saignée de bras de 550 gram., une application de 20 sangsues et la continuation de l'émétique.   8

En résumant les articles précédents, qui comprennent l'étude de l'influence exercée par le tartre stibié sur les différents symptômes pulmonaires, nous sommes amenés aux conclusions suivantes :

1.º Les symptômes de réaction, de pyrexie, sont ceux qui cèdent d'abord, comme l'a très-bien remarqué M. Louis, dans un ouvrage sur les émissions sanguines ; comme l'ont aussi observé MM. Danvin, Th. Constant, etc.

2.º Parmi les symptômes fonctionnels des organes respiratoires, l'expectoration semble être modifiée avant les autres.

La diminution de l'oppression ne vient qu'ensuite.

3.º Les phénomènes locaux appréciables par la percussion et l'auscultation, sont les plus lents à se dissiper ; telle est la règle que quelques exceptions ne détruisent pas.

DURÉE DE LA PNEUMONIE TRAITÉE PAR L'ÉMÉTIQUE ; ÉPOQUE DE L'AMÉLIORATION.

Une circonstance capitale du traitement de la pneumonie par l'émétique, est, comme l'expriment MM. Trousseau et Bonnet, la rapidité de la guérison. Suivant eux, au bout de trois jours d'un traitement par les antimoniaux, la guérison, dans le plus grand nombre des cas, semble parfaite. Après huit jours, des malades se lèvent et se promènent, ce qui ne doit pas empêcher de continuer le traitement, pour empêcher les récidives.

M. Briquet (voir Archives, 1840, t. 8, p. 266) remarque que, chez les individus qu'il a traités à l'hôpital

Cochin, par le tartre stibié seul, ou plus souvent combiné avec les évacuations sanguines, la durée moyenne
de la maladie a été moins longue que chez ceux traités
par les saignées seules, quoique, dans la première série, les symptômes eussent été plus graves.

M. Landau a vu le traitement de la pneumonie par
l'émétique amener la guérison, terme moyen, en 9 jours;
le traitement par les saignées n'amenant le même résultat
qu'en 13 jours.

Dans les observations de M. Puntous, l'amélioration
suit de près l'administration de l'émétique : quelquefois
elle se prononce dès le premier jour; souvent elle est
marquée avant le 3.e jour écoulé.

M. A. Legrand (art. cité) rend compte de deux guérisons très-rapides obtenues sur des vieillards.

M. Bricheteau (Archives, mém. cit), sur 14 cas et
12 de guérison, donne les résultats suivants:

Amélioration le premier jour,   10 fois.
   —   le deuxième,   1 fois.
   —   plus tard,   1 fois.

Chez les deux malades qui ont succombé, il y avait eu
momentanément quelque amélioration.

L'examen de la durée du séjour à l'hôpital, sur 13 cas
de guérison cités par M. Guionnet, dans sa thèse, donne
les chiffres suivants :

4 sortis du 10 au 20.e jour.
6   —   du 20 au 30.e —
3   —   du 30 au 37.e —

Parmi les malades qui succombèrent, l'un mourut le
3.e jour; les autres, le 12.e, le 13.e et le 16.e jour.

Dans les 37 cas rapportés par M. Munaret, la durée moyenne de la cure fut de 11 jours.

Les faits de M. Lombard donnent la même moyenne de 11 jours, si l'on fixe la convalescence au moment où l'alimentation a été commencée, ce qui n'est pas peut-être très-exact.

La statistique des 59 faits de M. Luroth, sur lesquels il y eut 53 guérisons, donne le résultat remarquable d'une moyenne de 8 jours 1[3 jusqu'à la guérison.

Sous l'influence de l'oxide blanc d'antimoine, M. Padioleau a vu la convalescence s'établir du 4.e au 5.e jour, dans les cas de rhumatismes et de pneumonies, quelquefois sans saignées préalables.

Avec les faits assez nombreux que j'ai eu l'occasion d'observer, il me serait difficile d'établir une moyenne, ou plutôt cette moyenne n'aurait pas une grande importance, parce que, dans un grand nombre de cas, le traitement a été mixte. Mais ce dont beaucoup de faits ne me permettent pas de douter, et des observations citées plus loin en feront foi, c'est que souvent l'amélioration est rapide; que, quelquefois, sous l'influence d'une seule potion, et dans moins de 24 heures, la modification générale est telle, que, du plus imminent danger, le malade passe à un état qui donne les plus grandes espérances, et, dans certains cas même, ne laisse plus de motif à la moindre inquiétude.

4. DE LA TOLÉRANCE, DE SES CONDITIONS D'EXISTENCE, DE SES CAUSES, DE LA MESURE DE SON IMPORTANCE.

Rasori donne le nom de tolérance à la propriété

qu'offre l'organisme, dans des cas donnés de maladie, de supporter certains médicaments sans en ressentir les effets ordinaires. Pour l'émétique, en particulier, la tolérance est constituée par une disposition telle du sujet traité, que son appareil digestif conserve, même à des doses très-élevées, cette substance, qui, dans les cas ordinaires, en soulève toutes les forces expultrices.

Rasori a établi les propositions suivantes sur la tolérance et ses conditions. (Voir un mémoire déjà cité de cet auteur; ou bien, la traduction de M. Fontaneilles, Archives, t. IV.)

1.re *Proposition.* L'aptitude à tolérer le tartre stibié à haute dose est exclusivement donnée à l'état morbide. Dès que celui-ci a cessé, la tolérance disparaît.

2.e *Proposition.* La diathèse est cet état de l'économie qui, à un moment donné, constitue la tolérance. La force de la diathèse varie suivant l'intensité de la pneumonie et suivant l'époque de sa durée où elle est arrivée.

Cette aptitude augmente jusqu'à l'apogée de la maladie, et diminue ensuite. Si on dépasse la dose que comporte la diathèse, le remède n'est pris qu'avec répugnance; il est rejeté par le vomissement.

3.e *Proposition.* Il est rare que les premières doses dépassent la diathèse, parce qu'elles sont ordinairement administrées pendant la période croissante.

4.e *Proposition.* Il peut arriver que les symptômes s'affaiblissent sans que la diathèse diminue; alors, il y a tolérance, et il faut continuer le remède.

5.e *Proposition.* La diathèse peut diminuer, la tolérance peut même cesser, quoique les symptômes s'aggravent et qu'il en survienne de nouveaux. Si cela arrive, il faut penser qu'il y a des altérations graves, au-dessus des ressources de l'art, comme les autopsies l'ont prouvé.

Toutes ces propositions, qui, comme on le voit, dérivent logiquement les unes des autres, ne sont, à vrai dire, qu'un développement du principe qui forme le fondement de la théorie Rasorienne, à savoir : que la tolérance est exclusivement donnée à l'état morbide. Or, ce principe n'est pas vrai. MM. Trousseau et Bonnet, dans leurs expériences sur l'homme sain, ont obtenu chez lui, au bout d'un certain temps, la tolérance, comme chez des sujets malades, à la condition que ces individus bien portants fussent, aussi bien que les autres, soumis à un régime sévère. L'existence de la gastro-entérite seule, suivant ces auteurs, empêche la tolérance de s'établir.

Ce fait suffirait pour infirmer les différentes propositions émises par Rasori sur la tolérance, et particulièrement la 4.ᵉ et la 5.ᵉ, qui n'ont plus de sens, si on rejette la théorie de la diathèse.

Mais quelques-unes sont directement combattues par les faits cliniques.

Ainsi, dans l'énoncé de la 2.ᵉ proposition, il est dit que l'aptitude à tolérer augmente jusqu'à l'apogée de la maladie, et diminue ensuite ; que, si on dépasse la dose en rapport avec la diathèse, la répugnance se prononce, le vomissement a lieu. Les faits qu'il m'a été donné d'observer, me semblent démentir pleinement ces assertions. Le plus souvent, en effet, les premières potions, ou plutôt les premières cuillerées sont vomies, bien que, dans ce moment, la diathèse doive être à son maximum d'intensité, d'après l'opinion même de l'auteur, puisqu'il avance, dans sa 3.ᵉ proposition, que les premières doses dépassent rarement la diathèse, administrées qu'elles sont pendant la période croissante.

La théorie de Rasori, soutenue par M. Meynière et quelques auteurs, a été attaquée sur différents points par Th. Laënnec. Cet habile observateur a presque constamment noté des évacuations après les premières doses du médicament. La continuation du remède (par conséquent l'habitude) établissait seule la tolérance. D'autre part, s'il a vu quelquefois la tolérance cesser au moment où la maladie s'amendait, il l'a vue aussi continuer longtemps pendant une convalescence parfaite, alors qu'il n'existait plus d'état morbide. (Auscult. méd., 2.ᵉ édit., t. I.ᵉʳ, p. 504 et suiv.)

Les conditions que Laënnec regardait comme propres à assurer la tolérance, étaient les suivantes : 1.º doses fortes ; 2.º habitude ; 3.º véhicule agréable, aromatique, peu étendu ; 4.º éloignement des doses ; 5.º association de l'opium dans certains cas d'inaptitude. « Je reconnais volontiers avec M. Rasori, dit Laënnec, qu'en général le tartre stibié est d'autant mieux supporté et produit des effets d'autant plus prompts et plus héroïques, que les symptômes de la maladie et la constitution du malade annoncent plus franchement un excès de pléthore et d'énergie vitale. Mais je remarque, cependant, que le même moyen réussit quelquefois parfaitement chez des sujets débilités, cachectiques, et qui n'ont pu supporter la saignée, malgré une inflammation. » (*Loc. cit.*, p. 506.)

Dance (mémoire cité) a aussi combattu la doctrine de l'excès de stimulus. Pourquoi, dit-il, au début du rhumatisme très-aigu, y a-t-il des évacuations? Pourquoi voit-on, dans certains cas, une tolérance complète, bien qu'il n'y ait point de fièvre, et que le seul symptôme morbide soit une simple douleur plus ou moins intense? Pour montrer que l'habitude joue un grand rôle dans la tolérance, Dance fait remarquer que, non-seulement, après les premières doses, il y a de fortes évacuations, mais que, de plus, si on a suspendu le remède et qu'on vienne à l'administrer de nouveau, il faut encore plusieurs doses pour obtenir une seconde fois la tolérance.

Il semble donc que la sensibilité de la muqueuse gastro-intestinale s'émousse par le fait d'une stimulation forte et habituelle, et arrive presque au degré d'obtusion qu'on observe chez les paralytiques. La constipation opiniâtre, qui suit souvent un traitement par les antimoniaux, donne une grande vraisemblance à l'opinion qui vient d'être émise.

Les résultats obtenus par MM. Trousseau et Bonnet sont aussi en opposition avec la doctrine de Rasori. Nous avons rapporté ailleurs (à l'article : Action sur le Tube Digestif) les intéressantes recherches de ces médecins sur les circonstances qui favorisent le séjour et l'absorption des antimoniaux. Rappelons ici seulement les conclusions de ces auteurs, qui résument un ensemble de connaissances satisfaisant sur les conditions de la tolérance.

« Les circonstances qui influent sur la production des vomissements, sont : 1.º la nature du composé ; 2.º l'état du tube digestif; 3.º la durée de la médication; 4.º le régime des malades; 5.º l'âge et le sexe. »

Une autre circonstance, indiquée par plusieurs auteurs, s'oppose notablement aux évacuations : c'est l'emploi simultané des opiacés. Mais si, dans certains cas, cette intervention est favorable, il ne faut pas oublier qu'elle peut devenir funeste, en incarcérant dans l'estomac de fortes doses d'émétique, produisant alors artificiellement l'état habituel des paralytiques, qui sont insensibles à la médication vomitive.

Il est un point de vue qui, sans avoir été complétement négligé, paraît cependant n'avoir été traité qu'à vue d'œil en quelque sorte, c'est l'influence du degré de concentration du médicament sur la production des évacuations. L'essai statistique que je vais présenter fournira peut-être quelques données à cet égard.

Avant d'entamer cette question de l'influence du véhicule, je dois dire que, dans la plupart des cas qui vont être mis à contribution, une certaine quantité d'une préparation narcotique fut associée au tartre stibié ; c'était, le plus souvent, le sirop diacode, à la dose de 15 grammes pour chaque potion. Nous pouvons faire abstraction de cet élément, qui a été commun à tous les cas.

Six fois le rapport du médicament au véhicule était celui de 5 centig. à 30 grammes. Voici quel a été le degré de tolérance chez ces six individus :

1.ᵉʳ *Cas.* Vomissements abondants à la première potion, nuls à la seconde.

2.ᵉ *Cas.* Demi-tolérance : quelques vomissements à chaque potion.

3.ᵉ *Cas.* Tolérance : très-peu de vomissements.

4.ᵉ *Cas.* Tolérance tardive : vomissements à la suite des premières cuillerées, évacuations alvines plus persistantes.

5.ᵉ *Cas.* Demi-tolérance : vomissements au début et à la fin du traitement ; constipation.

6.ᵉ *Cas.* Pas de vomissements, selles abondantes.

Ainsi, chez ces 6 malades, il y a eu, en général, tolérance, mais seulement après les premières cuillerées.

Chez 8, la quantité du véhicule, pour 5 centigrammes de tartre stibié, était au-dessous de 30 grammes. Voici les résultats :

1.ᵉʳ *Cas.* Intolérance : évacuations très-abondantes par haut et par bas.

2.ᵉ *Cas.* Demi-tolérance : vomissements aux premières cuillerées.

3.ᵉ *Cas.* Demi-tolérance : vomissements au début.

4.ᵉ *Cas.* Intolérance complète : vomissements fréquents, selles.

5.ᵉ *Cas.* Intolérance : vomissements et selles pendant tout le traitement.

6.ᵉ *Cas.* Intolérance.

7.ᵉ *Cas.* Demi-tolérance.

8.ᵉ *Cas.* Demi-tolérance : quelques vomissements.

Quatre de ces huit individus ont donc offert l'absence complète d'aptitude pour l'émétique.

Chez un individu, je donnai le tartre stibié dans un véhicule de 60 grammes pour 5 centig. Après quelques vomissements et quelques selles aux premières doses, la tolérance s'établi parfaitement ; chez deux autres, il fut étendu dans les proportions de 5 centig. pour 125 grammes, et fut également toléré.

En résumé, si l'on peut tirer quelques conclusions du petit nombre de faits qui ont été examinés avec soin, sous ce point de vue, le vomissement serait plus fréquent, quand l'émétique serait donné dans un véhicule peu considérable. Les selles seraient abondantes et les vomissements rares, quand la proportion du véhicule serait plus élevée. Les vomissements seraient surtout fort rares, lorsqu'on donnerait ce médicament en lavage, même à doses très-fortes.

Tâchons maintenant de répondre à cette question :

LA TOLÉRANCE EST-ELLE NÉCESSAIRE POUR QUE LA MÉDICATION SOIT EFFICACE ? QUELLE EST LA MESURE DE SON IMPORTANCE ?

Suivant Rasori, la tolérance était la condition à peu près indispensable du succès. Des évacuations nombreuses, survenues pendant le traitement, devenaient une contre-indication, parce qu'elles annonçaient la disparition de la diathèse.

Plusieurs médecins ont aussi, depuis Rasori, regardé la tolérance comme absolument nécessaire. Suivant M. Lades (Mémoire cité), le bon effet du médicament n'est sensible que du moment où cette aptitude s'établit.

M. Nolé (art. cité) a vu, dans le plus grand nombre des cas, une amélioration rapide coïncider avec la tolérance.

M. Bartels trouve que la facilité à garder l'émétique favorise l'action curative de cette substance; que souvent l'amélioration cesse, quand, par suite d'une sorte de saturation, il se déclare des vomissements et des évacuations alvines.

D'autres auteurs regardent la tolérance comme désirable, mais n'en font pas la condition *sine quâ non* d'une heureuse modification dans la maladie.

Th. Laënnec regardait comme plus efficace, surtout encore comme plus promptement efficace, le traitement qui ne s'accompagnait point d'évacuations nombreuses ; néanmoins il avait vu des guérisons dans des cas où le tube digestif s'était montré tout à fait réfractaire.

Comme Laënnec, M. Teissier (Mémoire cité) croit que la tolérance favorise l'action.

MM. Trousseau et Bonnet, n'accordant d'action thérapeutique qu'à la portion absorbée du tartre stibié, devaient regarder comme perdues pour le traitement, toutes les portions du médicament rejetées : aussi, suivant eux, le bon effet est-il prompt, quand la tolérance s'établit d'emblée ; lent à se prononcer, quand l'aptitude se fait attendre.

Le docteur Gimelle, dans le traitement de l'hydarthrose par l'émétique à haute dose, trouve la tolérance utile, mais non indispensable.

Quelques faits de la clinique de M. Guersent et de celle de M. Bouneau ont démontré que, chez les enfants, pas plus que chez les adultes, la tolérance n'était absolument nécessaire pour le bon succès du traitement.

Beaucoup de médecins n'attachent à la tolérance qu'une importance très-secondaire.

Il résulte du résumé des nombreux faits réunis dans

la bibliothèque de thérapeutique, que, dans beaucoup de cas, la guérison a été obtenue, malgré de très-nombreuses évacuations.

Dance (Mémoire cité) fait remarquer d'abord que la tolérance complète n'est point nécessaire, et qu'elle n'existe d'ailleurs presque jamais. Il ajoute que cette aptitude n'est pas plus un gage assuré de guérison, que son absence n'est un gage de non-succès.

M. P.er Gasseau (ouvrage cité) a vu le tartre stibié produire de très-bons effets, bien qu'il déterminât de nombreuses évacuations. Dans la 3.e observation de M. Gibert, l'émétique ne fut nullement toléré, et produisit néanmoins de l'amélioration.

M. Padioleau a vu, dans le traitement de la pneumonie et du rhumatisme par l'oxide blanc d'antimoine, la diarrhée n'être point un obstacle à l'amendement des symptômes. Cependant, dans deux cas de pneumonie et un de rhumatisme, la médication a échoué, et il a attribué cet échec à l'influence cholérique, qui, comme l'a remarqué M. Récamier, serait un empêchement aux bons effets des antimoniaux.

Enfin, quelques auteurs croient le tartre stibié plus efficace, quand il produit de nombreuses évacuations. M. Rayer tient celles-ci pour favorables, à la condition qu'elles ne soient pas l'expression d'une gastro-entérite.

M. Sandras (Bulletin de Thérapeutique, 1.er article d'un mémoire sur la pneumonie compliquant la grippe) a remarqué que, dans cette circonstance, le mieux ne tardait pas à se prononcer sous l'influence du tartre stibié, qu'il y eût, ou non, tolérance.

Néanmoins, dans la première observation de ce mémoire, après 3 potions de 30 , 60 et 90 centig., prises en trois jours, et mal tolérées, les crachats devinrent jus de pruneau; la maladie revêtit un aspect typhoïde. On continua à 90 centigrammes. Tolérance; mieux rapide dès lors. Le 2.ᵉ jour, à partir de l'établissement de la tolérance, les crachats étaient muqueux.

Dans la 3.ᵉ observation, il n'en est plus ainsi: la pneumonie passait au 2.ᵉ degré; 60 centigrammes d'émétique sont prescrits; par erreur, la moitié de la potion est prise en une seule fois: évacuation abondante par haut et par bas. Soulagement marqué, langue moins sèche, lèvres moins arides et moins fuligineuses. La tolérance s'établit; l'amélioration continue.

Dans un second article de M. Sandras (Bulletin de Thérapeutique, tome 12, 1837), l'auteur a tiré un grand parti du tartre stibié, mais surtout après des évacuations sanguines, et quand l'état typhoïde commençait à se prononcer. Ainsi administré, il a fait merveille. Presque jamais il n'a été toléré. Dans les cas rares où les évacuations étaient peu nombreuses, l'action curative était moins sûre.

M. Archambault-Reverdy (déjà cité) pense que, dans le rhumatisme aigu, le tartre stibié agit de deux manières: par son action révulsive d'abord, puis par assimilation. Il pense que, dans cette maladie, une large révulsion est utile au début, quand l'inflammation est intense et très-multipliée, que la fièvre et la réaction générale sont fortes.

Plus tard, quand il ne reste plus que le gonflement

local de quelques articulations, quand la fièvre est beaucoup diminuée, il faut, suivant l'auteur, tâcher d'obtenir la tolérance par l'association de l'opium, pour que le médicament soit absorbé, et exerce par suite son action sur les tissus enflammés.

Faits personnels. Chez 23 individus, j'ai pris note exacte du degré de tolérance.

Sur 5, elle manqua absolument. Or, chez ces 5 malades, le bon effet du tartre stibié n'a pas été douteux.

1.er *Cas.* Mieux rapide, malgré de très-nombreuses évacuations. L'oppression diminue rapidement. Le pouls, de 108 pulsations est tombé à 84, dès le lendemain de la première administration.

2.e *Cas.* Même intolérance. Néanmoins, le nombre des pulsations diminue de 20, sous l'influence de la première potion. La douleur du côté diminue beaucoup. Les crachats cessent d'être sanguinolents.

3.e *Cas.* Mieux rapide, malgré une intolérance complète, malgré la coïncidence d'une gastro-entérite légère.

4.e *Cas.* Vomissements nombreux et longtemps répétés. Diminution très-prompte de la dyspnée. Crachats devenus muqueux.

5.e *Cas.* Une seule dose de tartre stibié prise en un jour (20 centigrammes). Beaucoup de vomissements. Amélioration cependant très-rapide. Pouls tombé de 110 à 95 le lendemain de la potion, à 75 le 3.e jour.

Chez ces 5 malades, l'état général s'améliora en fort peu de temps. Chez l'un, j'eus à combattre les symptômes de la gastro-entérite, aggravés par le tartre stibié. Dans ce cas, il avait fallu toute la gravité de l'affection pulmonaire et la contre-indication formelle à de nouvelles évacuations sanguines, pour me décider à employer le tartre stibié, ce dont je n'eus point, du reste , à me repentir.

Sur quelques individus, plus nombreux que ceux dont il vient d'être parlé, la première potion produisit des évacuations assez abondantes , puis la tolérance s'établit. Chez d'autres, enfin , très-rares, la tolérance fut parfaite.

Or , il m'a semblé impossible d'établir une relation quelconque entre l'existence et l'absence des évacuations, d'une part, et les effets de la médication, de l'autre, sur la résolution de la phlegmasie.

Dans un cas, cependant, une première potion provoqua de nombreuses évacuations et ne fut suivie d'aucun mieux; une seconde potion fut parfaitement gardée : dès lors, amélioration rapide.

En résumé, des faits empruntés aux auteurs, et des miens propres, il me paraît résulter que la tolérance n'est pas nécessaire.

SECOND CHAPITRE.

EMPLOI DU TARTRE STIBIÉ DANS DIVERSES MALADIES.

La plupart des considérations exposées dans les articles précédents ou dans ceux qui suivront celui-ci, ayant trait surtout à la pneumonie de l'adulte, nous ne parlerons point ici des faits qui y ont rapport ; nous nous bornerons, quant aux applications du tartre stibié dans la pneumonie, à celles qui ont été faites dans des circonstances spéciales.

I. — **TARTRE STIBIÉ DANS LA PNEUMONIE DES VIEILLARDS.**

M. Legrand (article cité) regarde la médication par le tartre stibié à haute dose comme une méthode puissante dans la pneumonie, et surtout dans celle des vieillards, qu'il serait peu prudent de saigner beaucoup. Deux faits très-concluants sont cités à l'appui.

Dans l'un, il s'agit d'un cocher, chez qui, à une bronchite chronique très-ancienne, se joignit une pneumonie du côté droit. Pouls, 144. Peau sèche, crachats rouillés. Oppression grande, matité du son, râle crépitant et bruit de parchemin, douleur au côté. Point de saignées.

> Potion : Tartre stibié. . . . . 30 centigrammes.
> Sirop diacode. . . . 30 grammes.
> Eau distillée. . . . . 125 grammes.

Quelques nausées. 1 vomissement.

Le lendemain, mieux; crachats non rouillés. Le surlendemain, pouls à 84. Point de douleur au côté, ni d'oppression, son à peine un peu mat, très-peu de râle crépitant, urines et sueurs très-abondantes. Deux nouvelles potions, de 30 et 15 centigrammes. Rechute; pneumonie double. Guérison en 48 heures, par deux nouvelles potions de 30 centigrammes.

Dans la 2.ᵉ observation, il s'agit d'une femme de 76 ans, tout à fait usée, offrant les symptômes suivants : pouls misérable, à 124; peau sèche et brûlante; suppression des urines; respiration haletante; son mat ; râle crépitant et bruit de parchemin ; crachats rouillés. La mort semblait imminente.

Potion de 30 centigrammes.

Dès le lendemain, la malade était, pour ainsi dire,

guérie. Pouls à 84, urines et sueurs abondantes, crachats devenus blancs. Nouvelle potion de 30 centig.; puis, pendant trois jours, trois potions de 15 centig.

M. Duplat, ayant à soigner une pneumonie chez une femme de 78 ans, mais d'une forte constitution, lui administra 1 gramme 20 cent. d'émétique. La guérison ne se fit pas longtemps attendre.

M. H.-C. Lombard (Clinique médicale de l'hôpital civil et militaire de Genève) donne les résultats obtenus sur 15 vieillards affectés de pneumonie, au moyen d'un traitement par l'oxide blanc d'antimoine, à la dose de 4 à 8 grammes, après une ou deux saignées préalables. Le succès, il faut le dire, ne paraît pas avoir été remarquable; car, sur 15 malades, il y eut 6 décès, proportion encore forte, bien qu'il s'agisse de vieillards, et que la mortalité porte précisément sur les 6 individus les plus âgés, à une seule exception près. (Gazette Médic. 1835, p. 678.)

M. Mascarel, interne des hôpitaux de Paris, dans un article sur le traitement de la pneumonie des vieillards (Gazette Médic. 1840), après avoir insisté sur la mesure qu'il convient de garder dans l'emploi de la saignée à cet âge, cherche à apprécier les avantages, dans ce cas, de la médication stibiée. Cette médication lui paraît surtout utile, quand les saignées n'ont pu enrayer la maladie, et qu'il n'est plus possible d'en faire de nouvelles. Il a vu des pneumonies contre lesquelles la saignée avait été impuissante, disparaître en 15 à 20 heures, sous l'influence d'une ou deux potions stibiées.

L'auteur signale, comme liés à la médication par l'émétique, dans les circonstances du moins où il a observé, les phénomènes suivants : Prostration momentanée ; voix cassée ; abaissement de la température de la peau, qui devient moite et pâle ; ralentissement de la respiration ; ralentissement du pouls, quand il était fort et fréquent avant le remède ; élévation au contraire, lorsqu'il était faible et dépressible ; diminution de la sensibilité et de la myotilité ; quelquefois des tremblements dans les membres, etc.

Je pourrais, aux faits précédents, ajouter quelques faits personnels qui me font regarder le tartre stibié et les autres antimoniaux comme une précieuse ressource dans la pneumonie des vieillards. Un ou deux de ces cas seront exposés à la fin de mon travail.

Je terminerai par la réflexion suivante, qui est du reste conforme à celles de M. Mascarel sur les effets immédiats de l'émétique à cet âge. C'est particulièrement dans cette circonstance que j'ai remarqué, à un haut degré, sous l'action du traitement, la dépression des forces nerveuses et surtout des puissances circulatoires. L'exagération de cette modification m'a même inquiété quelquefois, pendant plusieurs heures ; mais elle a été le prélude d'une diminution des symptômes.

II. — TARTRE STIBIÉ DANS LA PNEUMONIE DES ENFANTS.

La médication par le tartre stibié et surtout par les fortes doses, est-elle applicable à l'enfance ? Il est nécessaire de faire une distinction. Chez les enfants du premier âge, je ne sache pas qu'on ait eu la hardiesse d'employer ce traitement. La délicatesse de la muqueuse gastro-intestinale, telle, à cette époque de la vie, que des médicaments bien moins énergiques ne peuvent lui être impunément confiés; telle, que M. Cruveilhier a pu poser cette loi: que la thérapeutique des enfants à la mamelle gît presque exclusivement dans le choix d'une nourrice; cette délicatesse, dis-je, a dû s'opposer à toute tentative de ce genre; c'est donc seulement de l'application du tartre stibié chez les enfants du second âge, qu'il va être question dans cet article.

M. Blache a publié (Archives de Médecine, t. 15, p. 11) trois faits appartenant à la clinique de M. Guersent, hôpital des enfants. Les trois sujets, âgés de 9, 12 et 14 ans, étaient affectés de pneumonies arrivées à l'hépatisation; chez l'un, les deux poumons étaient affectés.

Des saignées et des applications de sangsues n'ayant point amélioré l'état de ces malades, on prescrivit le tartre stibié, en commençant par une dose de 30 centigrammes pour 200 grammes de véhicule.

Un de ces enfants prit 3 grammes 40 centig. pendant la durée du traitement; un autre, 6 grammes; le troisième, 3 grammes. L'amendement des symptômes se montra dès le premier jour chez les deux premiers; plus tard chez le troisième. Tous trois furent guéris.

On trouve dans les Archives (t. 3, p. 509) l'analyse d'un ouvrage de MM. Rilliet et Barthez. Les émissions sanguines seules, est-il dit dans ce mémoire, ont paru peu efficaces chez les plus jeunes enfants et dans les pneumonies compliquées; sous l'influence de circons-

tances opposées , elles ont été quelquefois utiles , ma s
dans d'étroites limites.

Le tartre stibié fut alors administré à la dose de 15 à
20 centigr. chez les tout jeunes enfants ; de 25 à 30 centig.
chez ceux un peu plus âgés. Cette seconde médication ,
bien plus heureuse dans ses conséquences que la première, fut appliquée 9 fois , et toujours avec succès ,
quoique la plupart de ces cas fussent peu favorables. Le
kermès et l'oxide blanc, donnés à quelques enfants ,
donnèrent des résultats nuls.

Dans le Bulletin de Thérapeutique (t. 7 , 1834) il est
rendu compte de pneumonies bilieuses traitées à l'hôpital
des enfants.

Une jeune fille de 8 ans fut soignée par M. Guersent ,
pour une pneumonie caractérisée par la matité, le râle
crépitant , la bronchophonie , etc.

Il existait, de plus, une teinte ictérique de la peau ,
avec état saburral de la langue. Après une saignée de bras
et une application de sangsues, la petite malade tomba
dans la prostration; tous les accidents pulmonaires per-
sistant d'ailleurs. La respiration était à 64 ; le pouls impossible à compter, tant il était fréquent.

Tartre stibié , 20 centigr., dans une potion gommeuse
de 125 grammes.

L'enfant prit moins de la moitié de la potion (soit 8
centigr. d'émétique à peu près). Vomissements très-abon-
dants. Dès le lendemain, état général beaucoup meilleur;
un peu d'amélioration dans l'état local ; depuis lors ,
traitement adoucissant. Guérison en quelques jours.

M. Guersent ne négligea pas l'indication. Deux autres

maladies semblables furent traitées, dans son service, par le même moyen, et avec un égal succès.

Indépendamment de cet emploi, qui est à rapprocher du traitement employé par Stoll dans la pneumonie bilieuse, M. Guersent a eu recours, et il vient déjà d'en être parlé, à l'usage des antimoniaux dans la pneumonie ordinaire. En général, il a débuté par des évacuations sanguines, et a associé à la médication antimoniale l'application des révulsifs cutanés, et surtout des vésicatoires. La conclusion définitive de cet auteur est que le traitement par l'émétique n'est pas généralement aussi convenable chez les enfants que dans un autre âge.

MM. Baudelocque et Bouneau ont employé fréquemment, à l'hôpital des enfants, les antimoniaux dans la pneumonie. Suivant eux, l'oxide blanc a été utile ; mais il devait être employé à doses fortes.

M. Th. Constant (Mém. cité), rendant compte des faits de M. Baudelocque, fait connaître que ce médecin s'est abstenu de toute évacuation sanguine, à moins que le sujet ne fût déjà un peu grand, et ne jouît, du reste, d'une forte constitution. Hors ces conditions, ce médecin employait le traitement par l'oxide blanc, sans intervention d'aucun agent important. La dose était de 1 à 4 grammes par jour, dans un looch blanc. Cette méthode sembla efficace ; elle exerça notamment, chez quelques-uns des malades, une influence très-heureuse sur la circulation, l'oppression et l'expectoration ; il faut le dire, néanmoins, dans les observations rapportées par M. Constant, la guérison a été lente, et on ne peut pas toujours y saisir une liaison bien marquée entre l'ingestion du médicament et les modifications survenues dans l'état des malades.

Quant aux faits de M. Bouneau, voici ce que M. Constant nous apprend : 8 pneumonies furent traitées par le tartre stibié, après l'emploi infructueux des évacuations sanguines. 3 moururent, sur lesquels deux étaient phthisiques. Le troisième succomba à une gangrène buccale, affection fort commune à l'hôpital des enfants.

Des 5 pneumonies guéries, 3 étaient arrivées au 2.e degré; une était double; plusieurs, compliquées d'irritations gastro-intestinales, qui ne furent pas aggravées.

Si l'on considère que, dans les trois cas malheureux, la mort est suffisamment expliquée par les complications ; que, d'ailleurs, la pneumonie des enfants est grave ; que la mortalité est, à l'hôpital en question, de 1 sur 3 pour les maladies aiguës ; on trouvera ce résultat plus satisfaisant qu'il ne paraît au premier coup d'œil.

M. Duplat rapporte le fait suivant :

Enfant de 12 ans, au 6.e jour d'une pneumonie (2.e degré): délire, 6 sangsues.

Potion : { Tartre stibié. . . . . 30 centig. / Sirop diacode. . . . 15 gram. / Véhicule. . . . . . . 200 gram.

Point de vomissements ni de nausées, aucune évacuation alvine, mieux immédiat, cessation du délire; au 8.e jour, expectoration facile, sueurs abondantes; au 9.e jour, la matité a disparu.

La première potion ayant été extrêmement efficace, on se dispensa de continuer la médication.

Relativement à la question qui nous occupe, on trouve

aussi dans la Gazette Médicale (1833, p. 767) un fait dont voici les principaux détails :

Enfant de 4 ans, pneumonie double, survenue pendant le cours d'une variole confluente ; hépatisation des lobes inférieurs, deux jours après l'invasion des premiers symptômes de la phlegmasie. Emploi de l'oxide blanc d'antimoine sans émissions sanguines. Cessation prompte des désordres généraux. Guérison rapide. Une diarrhée antécédente n'est pas aggravée par le traitement.

L'éruption variolique, dont la marche avait été suspendue à l'apparition de la pneumonie, reprit son cours et marcha régulièrement.

Chez le sujet de cette observation, naturellement faible, débilité d'ailleurs par sa première maladie, mal disposé à supporter les déplétions sanguines , par la nature de cette maladie et l'époque de son développement où elle était parvenue, la saignée aurait été, sans doute, d'un fâcheux effet. L'oxide blanc d'antimoine paraît donc avoir été une précieuse ressource. Les antimoniaux, vraiment utiles dans certains cas chez les enfants, offrent-ils d'ailleurs des dangers ?

M. Grillot (thèse citée) a rapporté trois autopsies d'enfants traités par l'émétique. Dans ces trois cas, on trouva des traces de gastro-entérite que l'auteur tint pour non équivoques.

En admettant que les lésions gastro-intestinales, dans ces observations, aient été occasionnées par l'émétique, il faut convenir, du moins, que de semblables faits sont peu communs.

J'ai employé plusieurs fois le tartre stibié chez des

enfants , et ne me rappelle pas l'avoir vu produire plus d'accidents que chez l'adulte.

Six , dont j'ai conservé les notes , étaient âgés de 4 ans 1/2, 5 ans, 5 ans 1/2 , 6 ans, 12 ans, et 14 ans. Chez eux , les doses journalières du médicament ont varié , suivant l'âge , de 5 à 15 centigrammes.

Dans quatre de ces cas , la pneumonie était au second degré ; double chez l'un d'eux. Ces enfants, soignés dans leurs familles , étaient, par là, dans des conditions bien meilleures que des enfants soignés à l'hôpital ; aussi ont-ils été tous guéris. Chez aucun, je dois le dire, le traitement n'a été exclusivement constitué par l'émétique ; chez tous, j'y ai associé des évacuations sanguines ; chez quelques-uns , et vers la fin de la maladie , des vésicatoires sur le thorax.

Néanmoins , dans trois cas , il m'a paru possible de dégager la part d'influence du tartre stibié, qui a été , suivant moi , très-favorable.

L'observation de ces six faits, trop peu nombreux ,je le sais , pour poser des lois , a fourni les résultats suivants :

1.º La tolérance n'a pas été , comme on l'a dit, plus difficile à obtenir chez eux que dans l'âge adulte.

Sur six individus , en effet , un n'a eu aucune évacuation , si ce n'est tout à fait à la fin du traitement , alors que la résolution était très-avancée ; un autre n'a jamais eu de vomissements , et n'a eu quelques selles que trois jours après le commencement de l'administration ; un troisième a eu seulement un vomissement et une selle au début ; le quatrième n'a eu aussi qu'un vomissement et une selle (celui-ci, il est vrai, n'a pris qu'une potion de 15 centigrammes); enfin, deux seulement ont mal toléré le remède ; ils étaient âgés de 5 et 6 ans, n'étaient pas, par conséquent, les plus jeunes. Parmi ceux qui n'ont point eu d'évacuations, il s'en trouve un de 4 ans 1/2 et un autre de 5 1/2.

2.º Chez aucun de ces enfants, il n'y eut d'accidents notables du côté du tube digestif, ni du côté de la gorge.

3.º Le pouls ne perdit pas peut-être autant de sa fréquence que dans l'âge adulte. Cependant le ralentissement eut lieu. La peau fut sensiblement plus fraîche, chez deux de ces enfants, après la première potion.

4.º Les signes physiques tirés de l'auscultation et de la percussion, persistèrent quelquefois assez longtemps, comme dans un autre âge. Il me paraît cependant nécessaire d'établir une différence, qui se manifeste par plus de mobilité, de variabilité dans les phénomènes stéthoscopiques chez l'enfant.

Cette différence me paraît tenir à ce que, suivant moi, la respiration bronchique et la bronchophonie peuvent coïncider chez l'enfant, dans certains cas, avec un simple engouement pulmonaire. La facilité avec laquelle ces phénomènes se dissipent quelquefois à cet âge, me paraît donner de la vraisemblance à cette supposition, qu'il est difficile, au reste, de vérifier d'une manière positive. La possibilité d'un simple engouement pulmonaire dans le bas âge, comme cause de respiration bronchique, s'expliquerait par le peu d'étendue du thorax chez l'enfant, et la nécessité, par suite, que l'oreille de l'observateur soit toujours placée à une petite distance des grosses bronches. Cette cause, qui rend la respiration bronchique normale de l'enfant très-évidente, élève promptement celle-ci au degré de souffle bronchique anormal, quand un des poumons, en s'engouant, acquiert un peu plus de densité.

D'après cette opinion, que je ne me rappelle point avoir vue consignée, je n'ai considéré comme affectés de pneumonie au second degré, que ceux des petits malades chez lesquels, à un souffle bronchique très-intense, se joignait une diminution dans la sonoréïté de la poitrine.

Dans un des autres cas, que j'ai regardé comme un simple engouement, il y a eu cependant, d'un côté, une respiration bronchique bien différente de celle tout à fait normale du côté sain. Dans ce cas, la respiration bronchique anormale disparut avec une promptitude tout à fait inusitée dans l'hépatisation.

III. — LE TARTRE STIBIÉ EST-IL ADMISSIBLE DANS LA PNEUMONIE DES FEMMES ENCEINTES ?

Est-il prudent, dans la pneumonie survenant pendant la grossesse, d'avoir recours à un médicament aussi actif, aussi propre à troubler l'ordre physiologique de toutes les fonctions ?

Il existe peu de faits pour répondre à cette question. Pour mon compte, j'ai admis *à priori* que cette médication pouvait être dangereuse, dans la circonstance donnée, et je me suis gardé de la preuve *à posteriori*.

Quelques médecins, plus hardis, semblent en avoir tiré quelques avantages.

M. Ruef de Buhl, auteur d'un mémoire publié dans un journal étranger (Heidelberg Clinische Annales), et cité par le Bulletin de Thérapeutique (t. 11, page 18), émet cette opinion : Que la grossesse ne contre-indique pas l'émétique, et l'appuie de sept cas de succès.

M. Levrat-Perrotton (mémoire cité) rapporte l'histoire d'une femme enceinte de 3 mois qui, à la suite de saignées, d'un vésicatoire à la cuisse, prit 15 centigrammes de tartre stibié en deux jours, sans accidents. La malade vomit plusieurs fois et n'eut aucune évacuation alvine ; sa pneumonie fut guérie.

IV. — TARTRE STIBIÉ DANS LA PNEUMONIE DE LA GRIPPE.

J'ai déjà parlé d'un mémoire de M. Sandras sur la grippe et la pneumonie concomitante, publié à l'occasion de l'épidémie observée en 1837. Le même auteur a consigné, dans le Bulletin de Thérapeutique (t. 13,1837),de nouvelles considérations sur cette maladie compliquée. Les résultats fournis par cet auteur ont pour base de nombreuses observations faites par lui, tant dans la pratique particulière qu'à l'Hôtel-Dieu de Paris et à la Charité.

20 cas ont été recueillis avec détails : 13 appartiennent à des hommes, 2 ont été mortels ; sur 7, qui avaient des femmes pour sujets, il y eut 5 terminaisons fatales ; la pneumonie fut grave surtout chez les vieillards, qui succombèrent en grand nombre.

Quant aux moyens de traitement employés, ils ne furent autres, au début de l'épidémie, que ceux de la pneumonie ordinaire.

Les saignées, qui en constituaient le principal élément, réussirent quelquefois, dans les cas où la maladie était franchement inflammatoire.

Plus tard, M. Sandras pensa que ces phlegmasies survenues sous une influence épidémique devaient avoir une physionomie spéciale, peut-être aussi un modificateur spécifique. Il fit des tentatives pour trouver celui-ci, s'il existait; alors, il reconnut que la pneumonie de la grippe pouvait affecter trois formes, et admit :

1.º Une pneumonie franche, qui cédait aux saignées.

2.º Une pneumonie avec bronchite générale, qui cédait aux révulsifs cutanés.

3.º Une pneumonie se combinant, dans sa durée, avec un élément typhoïde, reconnaissable à l'état du facies et de la bouche, particulièrement des gencives.

Dans ce cas, il se trouva bien du traitement suivant : une ou deux saignées d'abord ; puis, tartre stibié aux doses journalières de 30 centig., 40 centig., jusqu'à 1 gram. 20 centig., toujours dans un véhicule de 250 gram. Cette potion était donnée par cuillerée, d'heure en heure. Quand la saignée avait été omise avant l'usage de l'émétique, on eut à s'en repentir. Plus tard, averti qu'on était, on ne les omit plus, et tous les malades furent guéris.

Qu'il y eût tolérance ou non, le mieux ne tardait pas à se faire sentir.

Première observation. Bronchite intense au début, aggravation malgré une saignée, établissement d'une pneumonie. Pendant trois jours, potions stibiées, à 30, 60, 90 centig.; intolérance ; pas de mieux. Les crachats deviennent jus de pruneaux ; aspect typhoïde. On continue à la dose quotidienne de 90 centig. ; enfin la tolérance s'établit, et le mieux se prononce rapidement ; dès le second jour, les crachats deviennent muqueux.

2.ᵉ *Observation.* Pneumonie double. 2 saignées copieuses ; point d'amélioration ; 4 potions pendant 4 jours, chacune contenant 60 centig. d'émétique ; tolérance le 3.ᵉ jour de ce traitement ; guérison prompte.

3.ᵉ *Observation.* Pneumonie passant au 2.ᵉ degré. Tartre stibié, 60 centig. Par erreur, la moitié de la potion est prise en une seule fois ; évacuations abondantes par haut et par bas ; soulagement marqué ; langue, lèvres moins sèches et moins fuligineuses ; la tolérance s'établit, le mieux continue ; guérison.

4.ᵉ *Observation.* Tartre stibié ; guérison prompte.

Le résumé du travail de M. Sandras met en évidence les faits suivants :

A. — Gravité très-grande de la pneumonie de la grippe, quand elle atteignait des vieillards.

B. — Pneumo-bronchite universelle plus grave que la pneumonie locale intense, même double. Tartre stibié plus efficace dans cette dernière.

C. — Ce n'est ni la saignée, ni l'emploi des émétocathartiques, ni celui de l'émétique à haute dose, qui ont guéri ; c'est le sage emploi de ces divers moyens.

Chargé du service du Dépôt de Mendicité, pendant la grippe de 1837, à Nantes, j'ai pu constater la vérité des faits signalés par l'auteur, et particulièrement des propositions ci-dessus énoncées.

Citons encore quelques autres résultats de pratique

relativement au traitement de la pneumonie compliquée de grippe. Voici ce que dit M. Landau (Archives, t. 15; 1837):

Une première série de 24 malades, entrés depuis le 20 janvier jusqu'au 14 février, fut traitée par les émissions sanguines ainsi formulées : 3 saignées de bras au moins; sangsues et ventouses; 9 malades moururent, sur lesquels 2 par des circonstances accidentelles. Ces deux cas étant supprimés, il reste 7 décès sur 22, presque un tiers.

Instruit par cet insuccès, M. Horteloup employa le tartre stibié sans saignées.

Dans cette seconde série, composée de 16 malades, traités du 14 février au 1.er mars, il n'y eut que deux décès, survenus, au dire de l'auteur, par des circonstances accidentelles. Si on soustrayait ces deux cas, la mortalité serait nulle. Suivant M. Landau, les cas de cette seconde série étaient plus graves que ceux de la première. Si l'on songe cependant qu'en général les épidémies exercent leurs plus grands ravages au moment de leur naissance, on sera porté à admettre avec réserve cette dernière assertion; néanmoins les résultats indiqués sont encore fort remarquables.

M. Lepelletier, de la Sarthe (Thèse pour l'agrégation), a trouvé que, dans les pneumonies de la grippe, la méthode combinée des évacuations sanguines et du tartre stibié à haute dose, était la plus convenable. La tolérance lui a semblé s'établir plus facilement dans cette espèce de pneumonie. En effet, sur 18 malades cités par lui, 2 seulement ont eu des vomissements.

M. Piorry n'a point obtenu de semblables succès. La pneumonie survenue dans le cours de la grippe lui a paru presque constamment au-dessus des ressources de l'art, dans un âge avancé. Dans ce cas, ni les saignées ni l'émétique à haute dose ne lui ont rendu de véritables services.

Le tartre stibié a été employé aussi, mais à doses vomitives, contre la grippe elle-même, indépendamment de toute complication de pneumonie, par M. Hourmann, de même que par M. Récamier. La condition du succès, pour ce dernier, est l'intervention d'un élément bilieux qu'il croit commun dans la grippe.

V. — TARTRE STIBIÉ DANS LA PLEURÉSIE.

Th. Laënnec pensait que l'émétique avait, dans cette maladie, la propriété de calmer l'orgasme inflammatoire et de disposer par là à la résorption de l'épanchement.

Plus de dix fois, MM. Trousseau et Pidoux ont essayé les antimoniaux, dans la pleurésie aiguë, sans en rien obtenir de semblable.

M. Téallier (ouv. cité) croit que le tartre stibié peut être dangereux dans la pleurésie, à cause des secousses répétées et violentes que détermine le vomissement. Il cite, néanmoins, un fait d'épanchement pleurétique dont ce médicament sembla favoriser la résorption. En tout cas, la complication bilieuse lui paraît motiver suffisamment, dans certaines circonstances, l'usage de l'émétique.

M. J.-L. Brachet emploie cette substance, à haute dose, contre la pleurésie, et dit s'en trouver bien. (Emploi de l'opium dans les phlegmasies, etc., 1828, p. 275.)

Le docteur Tonelli préconise aussi, dans la pleurésie, l'usage intérieur de l'émétique.

M. Duparcque le regarde, employé par absorption cutanée, comme le meilleur des résolutifs, et très-propre, par là, à favoriser l'élimination de l'épanchement.

Pour terminer nos citations à cet égard, disons que Richter estimait ce médicament comme un spécifique, dans la pleurésie, administré de la manière suivante : on dissolvait 15 centigrammes de cette substance dans 400 grammes de véhicule, et on donnait, de cette solution, deux cuillerées à soupe de deux en deux heures.

J'ai rarement, pour mon compte, administré le tartre stibié dans la pleurésie. Dans quelques cas, il a calmé l'activité des symptômes généraux ; il a diminué l'accélération du pouls, la chaleur de la peau, un peu l'oppression. Dans aucun cas, il ne m'a paru diminuer la longueur de la maladie.

Le fait dans lequel l'action sur les désordres généraux m'a paru le plus prononcée, fait fort grave, du reste, a été remarquable par la lenteur de la résorption, qui n'a été complète qu'après 7 ou 8 mois.

VI. — TARTRE STIBIÉ DANS LA BRONCHITE.

Laënnec a quelquefois administré ce médicament dans le catarrhe pulmonaire muqueux.

M. Gros (Bibliothèque de Thérapeut., t. 1; 309) raconte avoir vu, à la clinique de M. Récamier, quatre bronchites aiguës, s'étendant fort loin dans les divisions de l'arbre aérien, être traitées par le médicament en question. Le lendemain de l'administration de 40 centigrammes, une diaphorèse considérable se montrait et était suivie de près de la guérison.

On trouve, dans le Journal des Progrès, t. 14, 1839, un cas de bronchite suraiguë, avec suffocation, chez une femme de 68 ans, faible et lymphatique. La dyspnée était effrayante ; le pouls petit, concentré ; la face décolorée et grippée. 1 gramme 20 centigr. de tartre stibié en 24 heures. Beaucoup de selles et de vomissements ; chacun de ces derniers amenait des crachats albumineux. Le pouls devint plus fréquent et plus fort ; guérison en 8 jours, par le seul bénéfice du tartre stibié, auquel on avait associé une seule saignée de 250 grammes.

M. Téallier rend compte d'une observation de bronchite dans laquelle la médication émétique eut un succès réel.

M. Bartels la conseille aussi dans cette maladie et dans toutes les inflammations de la trachée.

Enfin, MM. Levrat-Perrotton, Tonelli, ont également fait usage de ce médicament, qui, comme on le sait, existe depuis longtemps dans le répertoire des moyens contre le catarrhe, soit qu'on l'ait employé à petites ou à grandes doses, dans le but de développer ses propriétés nauséeuses, ou vomitives, ou laxatives, ou enfin expectorantes.

Contre les catarrhes pulmonaires chroniques, on emploie beaucoup, de nos jours, l'émétique en applications sur la peau, et avec un succès incontestable.

MM. Trousseau et Pidoux ont trouvé les antimoniaux très-utiles dans le catarrhe suffocant des vieillards. Il fallait élever les doses très-haut, pour se rendre maître de cette maladie, ordinairement plus grave que la pneumonie elle-même.

Aux résultats qui précèdent je puis en ajouter quelques-uns qui me sont personnels (voir les observations particulières). Ces résultats peuvent être divisés en deux groupes, suivant qu'ils sont relatifs à la bronchite aiguë des gros troncs ou à la capillaire.

Dans la bronchite aiguë générale, s'accompagnant d'un mouvement fébrile intense, offrant des symptômes graves, menaçants même, lorsqu'elle est bornée aux bronches d'un certain volume, l'émétique est une précieuse ressource là où la saignée a échoué ou bien n'a pu être pratiquée, vu l'état des forces. Alors l'émétique agit comme dans la pneumonie, en diminuant la fréquence du pouls, en abaissant la température de la peau. L'amélioration suit souvent de très-près l'ingestion du médicament.

Dans la bronchite capillaire grave, catarrhe suffocant de beaucoup d'auteurs, maladie bien plus fâcheuse que la pneumonie, comme l'ont exprimé MM. Trousseau, Bonnet et Pidoux, le succès est infiniment plus douteux. Il faut peu y compter, surtout quand la bronchite ramusculaire est épidémique.

Dans une épidémie de cette nature, qui a sévi à Nantes, l'hiver de 1840-41, sur la garnison, étant chargé d'un service de militaires à l'Hôtel-Dieu, j'ai eu, ainsi que mes collègues, d'assez nombreuses occasions d'employer le tartre stibié. Dans quelques cas, ceux d'une médiocre gravité, la modification imprimée par le tartre stibié a été parfois avantageuse. Dans les cas très-graves, où les symptômes de l'asphyxie lente étaient très-prononcés, il y a eu encore quelquefois un amendement temporaire des symptômes ; mais, après quelques jours, la maladie reprenait une nouvelle intensité, et les malades succombaient. Nulle médication, du reste, dans ces cas extrêmes, n'a été véritablement efficace. (1)

On a encore conseillé l'émétique, dans d'autres maladies des voies aériennes.

VII. — *Dans le croup,* M. Bartels dit l'avoir trouvé utile, aussi bien que dans les autres maladies de la trachée-artère.

M. Pitton, qui s'en loue beaucoup, cite deux observations à l'appui de son opinion : ces deux faits ont pour sujets deux petites filles qui prirent, l'une 1 gram. 50 c., l'autre 3 grammes, en quatre jours, et chez qui la guérison fut obtenue.

Dans ces cas, la description des symptômes laisse quelque doute dans l'esprit du lecteur sur la véritable nature de la maladie.

Chacun sait, du reste, qu'associé à d'autres moyens de traitement, l'émétique, employé à doses vomitives, peut rendre quelques services.

M. Schweighauser regarde l'émétique, à la dose de 10 centigram. le premier jour, puis à doses décroissantes, comme le spécifique du croup.

M. Jourdan (Annales de la médecine d'Anvers) fait connaître, sous le nom de *Traitement par les vomitifs coup sur coup,* une méthode différente, à quelques

---

(1) Voir un mémoire sur la bronchite capillaire, par MM. Mahot, Bonamy, Marcé et Malherbe.

égards, de la précédente, et qui consiste à donner toutes les 12 heures, ou plus souvent, au besoin, une potion vomitive, jusqu'à la cessation complète des accidents. Les détails cliniques des faits fournis par M. Jourdan ne sont pas suffisants pour entraîner la conviction sur la nature des maladies qu'il a guéries.

C'est, sans doute, en favorisant l'expulsion des fausses membranes, que l'émétique, quelque méthode qu'on choisisse pour son administration, peut aider à la guérison du croup. Le résultat thérapeutique définitif, la guérison, est malheureusement aussi douteux que l'expulsion des fausses membranes est difficile.

La laryngite striduleuse a paru modifiée d'une manière favorable par le médicament que nous étudions ; mais, dans cette maladie, qui, le plus souvent, se guérit spontanément, comme le font remarquer MM. Trousseau et Pidoux, quelle est la médication qui ne réussit pas ?

Après Cullen et Aikensie, M. Téallier a vu un *asthme nerveux* très-avantageusement traité par l'émétique, ce qui le porte à regarder ce médicament comme un bon antispasmodique.

M. Hervez de Chégoin admet le fait de l'influence salutaire exercée par l'émétique dans la maladie qu'on a appelée asthme nerveux ; mais il l'interprète d'une manière différente. Pour lui, cet asthme est souvent le résultat d'une congestion intermittente des poumons, ce qui lui a paru évident chez un malade dont les congestions pulmonaires alternaient avec des fluxions sur les conjonctives. Dans ces cas, ajoute-t-il, l'émétique est un bon médicament ; mais il agit contre une hypérémie et non contre une névrose.

Dans la coqueluche, c'est particulièrement l'emploi extérieur qui a été préconisé. Authenrieth, au moyen de frictions répétées trois fois par 24 heures, pendant trois ou quatre jours, assure avoir obtenu de grands succès. La maladie ainsi traitée, dit-il, n'avait qu'une durée de 10 jours.

M. Luroth (mém. cité) et beaucoup d'autres auteurs disent avoir tiré également un grand profit de l'application de l'émétique à l'extérieur, soit en frictions, soit au moyen d'emplâtres. MM. Husson, Itard, Bertrand, ont trouvé aussi cette médication très-efficace ; mais il fallait agir avec énergie, sans égard pour la douleur, la suppuration et quelquefois les escarres qui résultent de ces applications.

Le docteur Schneider (Annales de médecine d'Altembourg) a employé cette méthode à Fulde, en 1808, dans une coqueluche épidémique, avec des succès variés. En général, il a fallu y joindre des antispasmodiques.

D'autres auteurs citent des résultats moins heureux encore.

M. Constant (voir le Bulletin de Thérapeutique, t. 7, p. 141) cite trois faits de coqueluche empruntés à la clinique de M. Guersent, où l'emploi cutané de l'émétique a échoué totalement, malgré une grande persévérance dans le traitement.

Le docteur Kelch (Journ. d'Hufeland ; voyez Bibl. Médic.; t. 29, p. 260) regarde les douleurs du traitement comme contre-balançant les bons effets du remède chez les enfants.

Le docteur Schœffer a échoué dans un cas où la belladone a ensuite réussi.

MM. Jadelot, Guersent, Louyer-Villermay, Gardien, Bourdet, Gilbert, Leveillé, n'en ont obtenu que peu ou point de succès. (Voyez le Dict. de Mat. Médic. de MM. Mérat et Delens.)

Desormeaux, autre autorité également imposante, n'avait point de confiance dans ce traitement.

De tous ces faits il semble résulter que, dans la coqueluche, le tartre stibié appliqué à l'extérieur, a été quelquefois utile; que rarement, cependant, il a suffi pour amener, seul, la guérison.

Si, maintenant, on se rappelle ce qui a été dit plus haut dans les premières pages de ce mémoire, sur certains effets fâcheux de cette méthode de traitement, on sera porté au moins à mettre une grande réserve dans son emploi.

La phthisie pulmonaire commençante a-t-elle bien été guérie par l'émétique donné intérieurement à doses fractionnées, et, à l'extérieur, sous forme d'emplâtres et de pommades, comme le prétendent les docteurs Tonelli, Frœlich, Mastropasqua; il est permis d'en douter, et de voir, dans les faits cités par ces médecins, pour le plus grand nombre au moins, des résultats remarquables obtenus sur des bronchites chroniques.

VIII. — *L'hémorragie parenchymateuse des poumons* est, après la péripneumonie, dans l'opinion de MM. Trousseau et Pidoux, la maladie qui cède le mieux à l'action antiphlogistique de l'antimoine. Quatre cas sont invoqués à l'appui de cette assertion : dans l'un, la médication ne réussit pas; mais, dans les trois autres, des succès très-beaux furent obtenus.

D'après les mêmes auteurs, le tartre stibié, qui a si bien réussi dans l'hémorragie pulmonaire parenchymateuse, serait sans efficacité contre l'hémorragie des bronches ; en cela ils sont d'accord avec Cullen et la plupart des médecins.

D'autres auteurs n'ont point la même opinion sur ce sujet.

Robinson a conseillé le vomissement dans la cure de l'hémoptysie.

M. Ruef (mém. cité) rapporte deux observations dans lesquelles le tartre stibié lui a paru avantageux.

M. Nonat (Bullet. de Thérap., t. 19, p. 206), dans un article intitulé : Du traitement de l'hémoptysie par le tartre stibié, rappelle d'abord l'opinion de Stoll, favorable à l'emploi des vomitifs dans cette maladie ; cite un succès fort remarquable obtenu par ce médecin, au grand étonnement des assistants, dans un cas d'hémorragie bronchique compliquée d'un état bilieux.

Stoll, qui possédait bien d'autres faits semblables, recommandait de n'employer ce traitement que dans l'hémoptysie bilieuse, avec ou sans fièvre, qui, suivant lui, a pour caractère de se reproduire en été, d'affecter des individus qui ne sont point prédisposés à la phthisie, et qui ne sont point sujets à cracher le sang dans d'autres temps de l'année.

M. Nonat, partant de ces faits, a administré l'émétique, d'abord dans les cas signalés par Stoll, puis dans d'autres circonstances. Après l'avoir employé dans des hémoptysies sans lésion des poumons, avec une lésion commençante de ces organes, double circonstance où il a obtenu, en 2 ou 3 jours, la cessation de crachements de sang considérables; après s'en être servi même dans un cas de phthisie arrivée au dernier degré, seul cas où la médication ait été nuisible, l'auteur, cherchant à préciser l'indication, conseille de s'abstenir de l'émétique, lorsque l'hémoptysie dépend d'une altération organique appréciable des poumons; il aurait dû dire : d'une altération avancée; car, dans plusieurs de ses cas heureux, il existait un commencement d'infiltration tuberculeuse, démontré par les signes physiques. M. Nonat recommande, du reste, une grande circonspection, une exploration attentive des fonctions digestives, et enfin l'abandon de l'émétique, lorsqu'une première potion n'a eu aucun résultat avantageux.

Le tartre stibié a été peu expérimenté dans les maladies du cœur.

MM. Trousseau et Pidoux disent qu'on peut obtenir, même dans ces maladies, le ralentissement de la circulation; mais que cet effet est très-peu durable.

Tandis que, dans la pneumonie, le pouls diminue de fréquence avant la respiration, on observe le phénomène contraire dans les affections cardiaques.

IX. — *Dans la phlébite,* suivant plusieurs auteurs, la médication stibiée jouirait d'une efficacité très-grande, comparable à celle qu'elle manifeste dans la pneumonie.

M. Récamier cite un beau fait de ce genre. Deux autres également remarquables de phlébite aiguë ainsi traitée sont dus à Laënnec (voir Rev. Médic., octobre 1825) et à M. Miquel (Nouv. Bibl. Médic., 1829, t. 3, p. 197).

M. Legrand, qui regarde le tartre stibié comme utile,

particulièrement dans les phlegmasies des séreuses, étend à l'inflammation de la membrane interne des veines, fort analogue à celle des poches séreuses, cette espèce de privilége d'être heureusement influencée par ce médicament.

MM. Trousseau et Pidoux ont recueilli le même succès dans deux cas de *metro-péritonite puerpérale.*

Le Bulletin de Thérapeutique (t. 1.er, 1831, p. 16) donne l'analyse de faits empruntés à la clinique de Sanson aîné, chirurgien de l'Hôtel-Dieu, concernant l'usage de l'émétique à haute dose dans les cas de résorption purulente, à la suite des grandes opérations chirurgicales.

Dans des cas aussi graves, et malheureusement si souvent au-dessus des ressources de la nature et de l'art, c'était une méthode à tenter. M. Sanson l'a fait, et a eu le bonheur de réussir quelquefois. Voici, en abrégé, quatre observations citées par l'auteur :

Première observation. Genou fracassé par une balle à la révolution de juillet ; amputation.

Plus tard, résorption purulente ; mort imminente. Sanson prescrivit la potion suivante :

    Émétique . . . . 60 centigr.
    Infus. de feuilles d'oranger. . . 250 grammes.
    Sirop diacode. . . . . 30 grammes.

Nausées, hoquets, selles ; nécessité, à cause de cette intolérance, de suspendre plusieurs fois la médication ; à chaque fois qu'elle fut reprise, il y eut un peu d'amendement, mais il était trop tard, le malade succomba.

A partir de ce moment, on employa le tartre stibié dès le début des accidents.

2.ᵉ *Observation.* Calculeux ; essai de lithotripsie, cystite, 200 sangsues ; apparition des frissons et autres symptômes annonçant un commencement de résorption purulente.

Tartre stibié, de 30 à 60 centigr. pendant plusieurs jours ; tolérance à la moitié de la première potion.

Le 7.ᵉ jour, coliques et diarrhée ; à partir de cette époque, cessation des accidents ; guérison.

3.ᵉ *Observation.* Amputation de l'avant-bras. Le 2.ᵉ jour, frissons irréguliers.

Émétique, 60 centigr. par jour. Le 3.ᵉ jour, disparition des accidents.

4.ᵉ *Observation.* Phlébite, suite de saignée du bras ; tartre stibié, 40 centig. répétés pendant deux jours ; cessation des accidents locaux et généraux ; guérison.

Dans la majorité des cas, la tolérance s'établit d'emblée.

Bien que, dans quelques-uns de ces cas, les symptômes n'aient pas annoncé un travail de résorption purulente bien évidente, il faut tenir compte des essais faits dans le service de M. Sanson, sous la réserve de contrôler ses résultats par des observations nouvelles.

X. — *Dans la phlébite utérine*, le tartre stibié a été employé assez souvent, mais rarement avec succès, comme l'exprime le Bulletin de Thérapeutique (t. 1.ᵉʳ, 1831, p. 16).

Dans les fièvres intermittentes. L'émétique a été préconisé dans ces maladies par Boucher, Masdewal, médecin du roi d'Espagne Charles IV ; Odier de Genève, Peysson, Jourdain, soit seul, soit, plus souvent, associé à diverses substances, l'opium, le quinquina, etc.

Chacun sait, en effet, qu'un émétique, de même qu'un purgatif, peut faire cesser les accès d'une fièvre intermittente peu tenace ; mais, pour peu que les causes qui ont déterminé la maladie soient intenses et de nature à continuer leur action, les accès ne cèdent point, en général, à moins qu'on ne fasse intervenir le quinquina ou ses préparations. C'est peut-être à l'association du quinquina, que le fameux *bolus ad quartanam* de la charité, composé de 80 centig. de tartre stibié, pour 30 gram. de cette écorce, a dû ses plus beaux succès. Néanmoins, dans cette formule, le tartre stibié, bien que décomposé en partie par le quinquina, et privé par ce fait d'une bonne portion de ses propriétés ordinaires, devait conserver encore un certain degré d'activité, et la perturbation qu'il déterminait, en effet, dans toute l'économie, pouvait bien contribuer aux résultats définitifs.

C'est peut-être aussi de cette manière, suivant MM. Trousseau et Pidoux, que la méthode de Peysson agit dans la fièvre intermittente.

XI. — TARTRE STIBIÉ DANS DIVERSES MALADIES DU SYSTÈME NERVEUX.

M. Mériadec Laënnec a recueilli, à la clinique de son cousin Th. Laënnec, quelques observations d'apoplexies traitées par l'émétique.

Dans six cas légers, le médicament a semblé utile. Dans cinq cas graves, combiné avec des saignées nombreuses, il ne donna point de résultats favorables : quatre de ces derniers sujets succombèrent.

Inutile de faire remarquer combien le vomissement,

qui est d'ordinaire un des premiers effets de l'émétique, dans toute méthode d'administration, peut exposer à l'augmentation de la congestion cérébrale et même à l'accroissement du foyer hémorragique.

Le même auteur cite deux cas de chorée, dont la guérison sembla due, pour une part au moins, à l'administration de fortes doses d'émétique.

M. Calvi a inséré, dans les Annales de Médecine de Milan, un fait fort curieux sur l'application de ce médicament à la cure de la catalepsie (voir Bul. de Thér., t. 10, p. 103). Appelé près d'une jeune fille affectée de cette maladie, pendant un accès qui durait depuis trois jours, et pendant lequel elle n'avait proféré aucune parole, M. Calvi se décida à injecter dans la veine médiane une solution de 15 centig. d'émétique dans 15 gram. d'eau distillée. 3 minutes après, on remarqua une respiration plus forte, des soupirs, des mouvements, et la connaissance revint.

L'attaque se renouvela deux fois les jours suivants, et fut aussi heureusement modifiée par le même moyen. Enfin, dit l'auteur, la guérison complète fut obtenue.

Amb. Laënnec a guéri un tétanos idiopathique au moyen de l'émétique administré intérieurement et à haute dose (mém. cit.).

Th. Laënnec, M. Breschet et d'autres ont vu la *méningite cérébrale* être aussi avantageusement modifiée par cette médication.

M. Gendrin, qui a aussi essayé le tartre stibié dans les phlegmasies du cerveau et de ses membranes, a reconnu qu'aussitôt la tolérance établie, le remède ne jouissait plus d'aucune efficacité; il s'est décidé, en raison de ce fait, à donner l'émétique en lavage, suivant la méthode de Desault.

M. Duncan l'a conseillé dans les affections *spasmodiques*, conduit à cette pratique par son efficacité dans les cas où il faut réduire les puissances musculaires, dans les luxations, par exemple.

MM. Mérat et Delens (Dictionnaire de Mat. Méd.) donnent l'énumération d'une grande quantité d'affections nerveuses et mentales contre lesquelles le tartre stibié a paru utile dans les mains de divers médecins, savoir:

1.º L'amaurose. (M. Châtelain, et avant lui d'autres observateurs.)

2.º La cécité nocturne. (M. Blaud.)

3.º Le hoquet nerveux. (C. E. Manger.)

4.º La colique des peintres. (Trait. de la Charité.)

5.º Les palpitations de cœur. (L'un des auteurs du Dict. de Mat. Médic.)

6.º La chiropodalgie (Bally), ou affection épidémique de Paris, dans laquelle M. Cayol a associé avec avantage l'émétique aux narcotiques. Trait. de la Charité, dans les cas les plus graves.

7.º L'épilepsie, contre laquelle la pommade d'Authenrieth en frictions a réussi, assure-t-on, dans les mains de MM. Peysson, Angelot, Pariset.

8.º L'angine de poitrine, traitée par l'emploi externe d'une solution (Goodwin), ou en frictions (Steinbuch).

9.º Enfin et surtout l'aliénation mentale, dans laquelle l'émétique, soit à l'intérieur, soit à l'extérieur, a semblé quelquefois d'une remarquable utilité (Cullen, Lorry,

Odier de Genève, Esquirol, Labonnardière père et fils, Muller, Fisher de Strasbourg, Valentin, etc.

M. Bayle, au contraire, a vu administrer avec peu d'avantages l'émétique à haute dose chez plusieurs aliénés atteints de méningite chronique avec paralysie incomplète (Bibl. de Thérap. I, 300).

Jenner (Bullet. de la Soc. Médic. d'émulation. Tablettes 1822, p. 145) rend compte de succès obtenus dans 18 cas par la pommade d'Authenrieth; même résultat a été obtenu par Tonelli, au moyen de ces mêmes frictions pratiquées sur le cuir chevelu.

Le docteur Nieman, de Mersebourg (Journal d'Hufeland), a employé avec succès, contre les congestions sanguines de la tête, chez les enfants, l'application d'un emplâtre stibié de la grandeur de la main, entre les deux épaules; ce dérivatif, suivant M. Gendrin, est préférable au vésicatoire, parce qu'il ne détermine de douleur que quand les pustules suppurent; en sorte, dit-il, que la dérivation organique précède la dérivation par la douleur, à laquelle elle reste liée ensuite. On trouve d'ailleurs à cette application un autre avantage : celui d'établir une suppuration dans le tissu inter aréolaire du derme, et quelquefois même dans le tissu cellulaire sous-cutané. La pommade d'Authenrieth a paru fort utile comme révulsif dans un cas de céphalée, suite de la guérison d'une teigne invétérée (Bibl. Médic. XXIV, 278).

Parmi les affections du système nerveux, il en est qui sont liées à un trouble fonctionnel des organes digestifs; celles-là doivent être et sont souvent amendées par l'émétique, qui ajoute alors à son action générale une action particulière sur le tube digestif, point de départ des accidents : ainsi, dans l'apoplexie, qui reconnaît pour cause une indigestion, l'administration de l'émétique est souvent utile ; mais on est quelquefois forcé d'élever beaucoup les doses pour vaincre l'insensibilité de l'estomac, ce qui n'est pas toujours sans inconvénients ; car, si Laënnec a pu porter impunément, en pareille circonstance, jusqu'à 6 grammes de tartre stibié dans l'estomac, il n'en est pas toujours ainsi. On trouve dans la Toxicologie de M. Orfila (t. 1.er, p. 480) l'histoire d'un apoplectique qui prit 2 grammes d'émétique, et chez qui, à la nécropsie, on trouva l'estomac parsemé de taches rouges.

M. Max. Simon (Bulletin de Thérap., t. 20, p. 329 ; année 1841) appelle l'attention sur quelques phénomènes cérébraux graves qui paraissent liés à certaines variétés de dyspepsie, et que les émétiques seuls combattent efficacement.

Trois faits sont rapportés dans ce mémoire : l'un appartient à M. Fouquier, et est caractérisé surtout par une cécité survenue à la suite d'un repas : après divers moyens impuissants, émétique ; guérison immédiate.

Des observations analogues à celles de M. Fouquier sont contenues dans le livre de M. Barras, sur les gastralgies et les entéralgies.

Deux autres faits sont cités par M. Max. Simon, et lui appartiennent.

Dans l'un, il s'agit d'une jeune fille non encore menstruée, qui était tourmentée par les symptômes suivants : céphalalgie violente, insomnie, rêvasseries, bourdonnements d'oreilles , étourdissements, tous phénomènes liés à un trouble des fonctions digestives que, naguère encore, on aurait rapporté à une gastro-entérite, et qui n'était véritablement qu'un embarras gastrique. L'émétique, dans ce cas, dissipa merveilleusement tous les accidents abdominaux et encéphaliques.

Il en fut encore ainsi dans la 3.e observation de M. Simon, chez un homme qui, sous l'influence de troubles digestifs, offrait les symptômes d'une congestion cérébrale grave.

Les instructions suivantes, données dans un autre volume du Bulletin de Thérapeutique (t. 9, p. 109), pour assurer le diagnostic de l'embarras gastrique et permettre de bien poser l'indication, seront bonnes à se rappeler, quand, en face d'un cas analogue à ceux dont parle M. Simon, on aura besoin de le distinguer des maladies cérébales qu'il simule. Toutes les fois, est-il dit dans cet article, qu'un malade a la langue couverte d'une couche épaisse, jaune ou blanche; qu'il a un goût douceâtre, salé ou acide, des nausées, du dégoût, la face jaune ou verdâtre, un sentiment de plénitude à l'épigastre, des rapports nidoreux, on ne peut pas plus douter aujourd'hui qu'anciennement de la nécessité du vomitif.

TARTRE STIBIÉ DANS LES AFFECTIONS DE L'APPAREIL DIGESTIF.

M. Mériadec Laënnec rend compte de deux cas d'amygdalite qui furent traités par l'émétique à hautes doses avec des succès très-différents : un des malades ayant été guéri par ce moyen; l'autre n'en ayant, au contraire, retiré aucun bénéfice. MM. Trousseau et Pidoux pensent avoir fait avorter une double phlegmasie des tonsilles au moyen de cette médication. Quant à l'emploi de l'émétique pour favoriser l'ouverture des abcès tonsillaires, il est trop connu pour qu'il soit besoin d'en parler ici.

Dans l'embarras gastrique, dont nous avons déjà parlé à l'occasion de ses rapports avec l'état cérébral, nul doute que la médication vomitive, heureusement renouvelée des anciens par les modernes, ne soit un utile secours ; c'est une méthode thérapeutique excellente à conserver, mais avec les réserves que commandent, d'une part, le peu de gravité de la maladie, dans les cas ordinaires, et, d'autre part, l'énergie du médicament, qui, en raison de sa puissance même, ne doit être donné sans motifs suffisants. Cette réflexion serait, du reste, aussi bien applicable à beaucoup de maladies contre lesquelles on a préconisé le tartre stibié.

L'émétique est conseillé par M. Fuster (Bullet. de Thérap., t. 9, p. 109) dans la lenteur de l'estomac. « Quelquefois, dit cet observateur, l'estomac se débarrasse trop promptement du résidu des fonctions digestives. De là une diarrhée, sans inflammation de l'intestin, qui cède le plus souvent à une nourriture substantielle, aux médicaments toniques, et enfin aux vomitifs, qui, par les efforts qu'ils déterminent, impriment une stimulation à l'estomac. »

Rasori, et après lui MM. Graves, Law et Fontaneilles, ont mis l'émétique à contribution dans les fièvres pétéchiale, ataxique et typhoïde, affections qui n'en forment qu'une identique, sauf quelques différences relatives aux constitutions médicales ; c'est surtout dans la forme ataxique, dans celle qui se rapproche par les symptômes du delirium tremens que MM. Law et Graves ont jugé cette médication utile.

M. Vaidy l'a conseillée dans l'ictère. M. Bally, déjà cité à l'occasion des effets physiologiques de l'émétique à l'extérieur, conseille d'appliquer un emplâtre stibié sur des piqûres récentes de sangsues, dans la dothinenterie. Douze cas d'une application semblable, qui a souvent été avantageuse, sont cités par l'auteur. (Lancette française, III, 157.)

ÉMÉTIQUE DANS LES MALADIES DE L'UTÉRUS.

M. Duparcque, dans son important traité des maladies de cet organe, conseille, contre son engorgement survenu à la suite des couches et tendant à devenir chronique, l'usage des frictions stibiées.

Le mode d'administration consiste à incorporer 4 grammes de ce médicament dans 30 grammes d'axonge. On fait chaque jour deux frictions avec 2 grammes de cette pommade, successivement à la partie interne des jambes, puis des cuisses, sur l'abdomen, le thorax, les bras, avec le soin de les suspendre là où il s'est développé des pustules.

Lorsque 15 grammes d'émétique ont ainsi été employés, l'auteur conseille d'abandonner cette médication. C'est principalement dans la circonstance mentionnée ci-dessus que M. Duparcque a trouvé son procédé utile ;

il le conseille cependant encore dans des engorgements plus décidément chroniques et dans un état d'induration avancée.

TARTRE STIBIÉ DANS LE RHUMATISME.

Le tartre stibié a été employé contre cette maladie en 1802, par M. Vidal, médecin à Bayonne. Quelques applications d'un traitement semblable sont consignées dans les travaux de l'école de Montpellier pendant l'an IX. (Voir Bibliothèque de Thérapeutique.)

Th. Laënnec, qui avait eu souvent recours à cette médication, la jugeait excellente. Suivant lui, elle était presque toujours suivie de succès, et presque jamais d'accidents. Laënnec se félicitait surtout de voir une si longue maladie être réduite à une durée de sept à huit jours.

M. Vyau-Lagarde et M. Ribes ont exprimé la même opinion à cet égard.

M. Mériadec Laënnec a donné le résumé de 13 cas de rhumatisme aigu traités de cette manière. J'emprunte à la Bibliothèque de Thérapeutique les résultats de cette statistique :

Dans 1 cas, traitement nuisible.

Dans 2 — — insuffisant.

Dans 2 — succès contestable.

Dans 8 — utilité évidente.

M. Delourmel de la Picardière, médecin à Châteaubriant, cite dans sa thèse 15 faits, et fait ressortir l'avantage de la médication stibiée dans la plupart de ces cas.

M. L. Simon , dans le Journal des Progr. et Inst. Médic. (2.ᵉ vol., 1827), apprécie les effets de la médication stibiée dans la maladie en question. Il a vu , dans le service de M. Husson, à l'Hôtel-Dieu de Paris, 12 malades traités avec un grand succès par des doses journalières de 60 centigrammes.

Il cite, en outre, de beaux résultats obtenus à la prison d'état de New-Yorck: quatre rhumatismes aigus furent guéris en fort peu de temps par la même méthode. Un des malades obtint cette heureuse terminaison en quatre jours, après avoir pris 4 grammes d'émétique qui ne furent pas tolérés. Chez un autre, il fallut 9 jours de traitement et 17 grammes 40 centigr. de sel. L'histoire de ces cas est également consignée dans la Bibliothèque de Thérapeutique (art. cité).

M. Hervez de Chégoin (voy. Journ. Hebdom., t. 13 , an 1833), qui a donné l'émétique , dans le rhumatisme aigu , avec des succès divers, à 11 individus, croit , en définitive, que l'émétique uni aux saignées abrége la durée de la maladie.

Delpech (Rev. Médic., t. 2, 1831) a eu à se louer de ce mode de traitement.

M. Barbier (Précis de Nosologie et de Thér.) confirme les heureux résultats obtenus par Laënnec.

Dance (Archives, avril et mai 1829) donne la statistique de 16 observations : sur les 16 malades , 5 furent guéris , 3 soulagés momentanément ; 6 n'obtinrent aucune amélioration, 2 éprouvèrent des accidents. Dans ces 16 cas, il s'agit du rhumatisme aigu généralisé. Dans 2 rhumatismes fixes, le traitement échoua complétement. De ces observations, qui lui ont fourni des exemples de succès, de demi-succès et d'insuccès, l'habile observateur dont nous parlons a conclu : 1.º Que le tartre stibié n'est pas toujours efficace dans le rhumatisme ; 2.º qu'il réussit surtout quand l'affection est récente ; 3.º que la guérison est quelquefois plus rapide qu'avec les saignées ; 4.º que, cependant, le rhumatisme ayant une durée à peu près fixe, il ne faut pas insister long-temps, quand les premières tentatives ont été infructueuses.

Voici les conclusions à tirer du mémoire de MM. Trousseau et Bonnet, ainsi que du Traité de Thérapeutique de MM. Trousseau et Pidoux, relativement à l'emploi de l'émétique dans la maladie en question, conclusions qui sont appuyées sur trente observations. Dans le rhumatisme articulaire, l'effet du tartre stibié est moins bon, moins constant, moins uniforme que dans la pneumonie.

On n'observe point, pendant l'administration, le ralentissement du pouls, non plus que celui des mouvements de la respiration, si ce n'est à mesure que les symptômes locaux cèdent.

Le défaut de tolérance, loin de nuire aux effets curatifs, au contraire leur donne plus d'importance. Les vomitifs à doses ordinaires, l'huile de croton tiglium, produisent d'aussi bons effets. Si cependant, par divers moyens, le rhumatisme a été amendé, ainsi que la fièvre qui l'accompagne, alors des doses modérées de kermès, d'oxide blanc d'antimoine, semblent aider à la guérison.

On trouve dans le Bulletin de Thérapeutique (t. 14, 1838) un article où sont exposés les succès obtenus par

M. le docteur Gimelle, chirurgien de l'Hôpital des Invalides, dans le traitement de l'hydarthrose au moyen du tartre stibié porté de 20 à 80 centigr. par jour.

Ce médecin a guéri la maladie dont il s'agit, qu'elle fût aiguë ou chronique, de quelque cause qu'elle dépendît, dans quelque articulation qu'elle fût fixée, quelles que fussent les dispositions des sujets.

La tolérance aidait au succès, sans en être la condition nécessaire.

Plusieurs sécrétions furent augmentées pendant l'emploi du remède, particulièrement celle de la salive et des sueurs.

En 1840, M. Gimelle a présenté à l'Académie un second mémoire sur le même sujet, et l'a appuyé de nouveaux faits très-concluants. Dans 27 cas d'hydropisie articulaire, il a retiré les plus heureux effets de l'émétique à haute dose.

Le traitement, du reste, est d'autant plus efficace que l'articulation malade est moins enflammée ; si la réaction est forte, il prescrit une ou plusieurs saignées ; puis, quand elle est un peu calmée, il passe à l'emploi de l'émétique à doses progressives de 20 centigr. à 1 gr. par jour, sans dépasser jamais cette dernière dose. Tous ses malades ont pris l'émétique dans une potion de 120 grammes d'infusion de tilleul avec 30 grammes de sirop diacode.

Dans la plupart des cas observés par M. Gimelle, on ne pratiqua ni saignées ni évacuations sanguines locales ; le succès néanmoins fut extrêmement rapide.

Chose importante, l'auteur a revu tous ses malades

plusieurs mois après le traitement; plusieurs sont sous ses yeux depuis quelques années; chez aucun il n'est survenu d'accidents.

M. Archambault-Reverdy (Constit. Méd. de Toulouse) cite 3 observations favorables à l'usage de l'émétique dans le rhumatisme. Il convient, du reste, qu'il n'a pas toujours été aussi heureux, et pense pouvoir expliquer cette variabilité dans les résultats par la diversité des constitutions médicales.

MM. Mérat et Delens (Dict. de Mat. Méd., art. cité) rattachent les succès obtenus du tartre stibié dans les maladies articulaires avec épanchement séreux ou séro-purulent, à une loi générale qui consisterait à attri-buer à l'émétique le pouvoir de stimuler l'absorption de toutes les séreuses. Ils rapprochent sous ce point de vue, dans un faisceau, les résultats obtenus par M. Du-parcque dans la pleurésie chronique, et surtout dans la métro-péritonite, dont il cite trois cas remarquables : ceux qu'ont fait connaître M. Dupuy (Journ. de Médec. de la Gironde, I, p. 238), dans un cas d'hydrocé-phale; M. Gendrin, dans un cas d'affection cérébrale déjà citée; Laënnec, dans un cas d'anasarque active, avec œdême des poumons.

MM. Gendrin, Roch, Bruno, Vidal, ont aussi appré-cié diversement les effets thérapeutiques du tartre stibié dans le rhumatisme. Le dernier de ces auteurs le trouve surtout utile, associé à la thériaque et donné à doses crois-santes jusqu'à celle de 35 centigrammes.

Quelques médecins ont aussi employé l'émétique à l'extérieur dans cette maladie, surtout à l'état chro-nique.

M. Hutchinson a obtenu quelques succès des frictions stibiées pratiquées sur le membre malade, un peu au-dessus du siége de la douleur. Un rhumatisme incurable, dit-il, fut ainsi guéri en dix jours.

M. Bergeon (mém. cit.) a vu M. Berard jeune employer, à l'hôpital Saint-Antoine, et souvent avec succès, les frictions sur les rhumatismes passés à l'état chronique.

J'ai beaucoup moins souvent administré le tartre stibié dans le rhumatisme que dans la pneumonie, et n'ai point assez de faits pour apprécier convenablement son utilité. Ce qui me paraît néanmoins résulter des faits observés par moi, c'est une inconstance extrême dans les effets du remède; je l'ai vu quelquefois guérir un rhumatisme aigu en huit jours, comme Laënnec l'a vu si souvent; j'ai vu une fois un épanchement être résorbé avec une merveilleuse rapidité, sous l'influence du traitement. Mais, le plus souvent, il n'en a pas été ainsi; et, après une amélioration momentanée, qui manque rarement après les premières doses, en général j'ai vu les accidents reparaître et la maladie continuer sa marche en quelque sorte fatale.

L'oxide blanc d'antimoine, s'il était permis de juger d'après un petit nombre de faits, me paraîtrait avoir plus d'efficacité contre le rhumatisme que le tartre stibié.

Je l'ai vu, dans 3 cas de rhumatisme articulaire et notamment dans un rhumatisme généralisé, enrayer les accidents de manière à ne pas conserver de doute sur la part qu'il avait prise à la guérison. (Voir les observations particulières).

TARTRE STIBIÉ DANS LA PRATIQUE DES ACCOUCHEMENTS.

Dans le Dictionnaire de Matière Médicale de MM. Mérat et Delens, il est fait mention de l'emploi du tartre stibié pour favoriser l'expulsion d'un fœtus mort.

M. Evory Kennedy, maître de l'hôpital des femmes en couches de Dublin, a beaucoup étendu cette application particulière de l'émétique, et en a posé nettement les indications. (Voir l'analyse d'un journal de Philadelphie dans la Gaz. Médic., 1836., p. 279.)

M. Kennedy donne l'émétique dans 5 circonstances.

1.º Dans un travail qui se prolonge, à cause de la rigidité du col et du vagin. Le travail commencé s'arrête à un certain degré de dilatation. La saignée est utile alors; mais l'émétique l'est davantage, parce qu'il n'affaiblit que momentanément.

On peut combiner les deux médications; et, dans certains cas, y associer les bains chauds. La formule employée par l'auteur est la suivante :

Tartre stibié,   25 à 30 centig.

Eau distillée, 250 gram.

Laudanum,   20 gouttes.

Deux ou trois cuillerées à des intervalles variés de 15 minutes à 1, 2, 3 heures, suivant les cas.

Dans un cas qui ne diffère du précédent que par une moindre dureté du col, la belladone a été utile; mais l'émétique ne l'est pas moins, à la condition qu'on saisisse bien l'indication.

2.º Travail violent et irritable, ainsi que l'appelle l'auteur; il est caractérisé par l'irritabilité de la femme, qui ne peut rester en place, crie, devient ingouvernable à l'époque des grandes douleurs, n'aide point à sa délivrance : cet état, qui est plus fréquent chez les primipares, pourrait amener la mort de l'enfant, ou au moins exiger l'intervention des instruments. Si la femme est pléthorique, la saignée est bonne ; mais le tartre stibié est excellent, donné hardiment, tant que la femme reste irritable ; son action paraît être de mitiger et de régulariser les douleurs.

3.° Convulsions puerpérales. Dans ce cas, il est nécessaire de débuter par une forte saignée ; mais ensuite l'émétique, largement administré, est très-utile et dispense de ces saignées répétées qui étaient jusqu'ici la seule ressource.

4.° Obstruction et inflammation des mamelles. Il est important de bien distinguer ces deux états des mamelles après l'accouchement : dans les deux cas, il y a bien tuméfaction, douleur et dureté ; mais, dans un des cas, la tuméfaction est inflammatoire ; dans l'autre, elle est le résultat d'une simple obstruction.

L'oblitération, soit qu'elle provienne d'un mamelon mal conformé ou d'autre cause, résulte de congestions sanguines avec accumulation du lait dans les conduits excréteurs, et menace d'infiltration laiteuse. La dérivation, nécessaire dans ce cas, peut être opérée avec les purgatifs salins, puis on emploie l'émétique à doses nauséeuses, pour empêcher l'afflux sanguin et désobstruer les conduits en les relâchant : depuis que ce moyen est employé à l'hôpital de Dublin, on n'y a pas peut-être observé un abcès des mamelles.

Si l'inflammation survient, l'émétique est encore excellent.

5.º Manie puerpérale. Cette manie, qui fournit tant de sujets aux hôpitaux d'aliénés et même aux incurables, est cependant facile à vaincre au début. Depuis que M. Kennedy emploie l'émétique à doses nauséeuses contre cet accident, c'est à peine s'il l'a vu persister deux ou trois fois.

Si, après l'accouchement, il remarque chez la femme de l'incohérence dans les idées; si les yeux sont hagards es différents traits de la face altérés; si à ces phénomènes se joint une certaine accélération du pouls, l'auteur que nous citons donne l'émétique à dose nauséeuse pendant 24, 36 heures, ou plus, s'il en est besoin. Presque toujours les symptômes cèdent immédiatement; les angoisses véritables remplacent les chimères. Il associe en général à cette médication des tisanes apéritives; et quand l'amélioration s'est prononcée, il procure du sommeil au moyen de quelques doses d'opium.

Il ne faut pas confondre le groupe de symptômes décrit ci-dessus avec l'hystérie, bien qu'il n'y ait pas, suivant l'auteur, d'inconvénients sérieux à cette méprise. Il pense, en effet, que cette dernière maladie se trouve très-bien aussi de l'emploi de l'émétique; et, s'il ne cite pas de faits à l'appui de cette assertion, il la présente comme le résultat de sa pratique journalière.

Telles sont les conclusions tirées par M. Kennedy d'une observation suivie sur les malades de sa clientèle et sur ceux de l'Hôtel-Dieu, qui s'élèvent généralement, chaque année, au chiffre de 2500.

Son prédécesseur, le docteur Collins, avait en partie adopté ce mode de traitement, et avait eu beaucoup à s'en louer.

Dans la Gazette Médicale de Paris, 1837, p. 664 on trouve comme confirmation d'une partie des faits précédents, des observations dues à M. Lever, sur l'emploi de l'émétique, à haute dose, contre l'inflammation des mamelles. Entre 8 faits, dans lesquels on ne compte pas un insuccès, la Gazette en choisit deux bien concluants. Dans ces deux cas, les seins étaient rouges, très-gonflés, très-douloureux, avec rétraction du mamelon; c'était au 4.ᵉ jour; quelques autres moyens avaient été employés sans succès. Dans chacun de ces cas, on donna deux jours de suite une potion de 30 centig. d'émétique avec 250 gram. de véhicule; dès le lendemain de la première potion, qui donna lieu à des nausées, à quelques vomissements et à 2 ou 3 selles, on put constater une amélioration très-manifeste, et la guérison ne se fit pas attendre, car elle eut lieu au 3.ᵉ et au 5.ᵉ jour du traitement. Sur l'une des malades dont il s'agit, le pouls tomba en 12 heures de 120 à 90 pulsations.

En 1838, l'Académie Royale de Médecine de Paris fut saisie de cette question, à l'occasion d'une note de M. le docteur Sanaan, de Dublin, sur l'efficacité du tartre stibié contre la rigidité de l'utérus et du vagin. M. Villeneuve, rapporteur, expose que, dans ces circonstances, il donne 10 à 15 centig. d'émétique, et que cette médication, employée par lui depuis six ans, lui a paru très-avantageuse.

M. Velpeau, après s'être demandé ce que veut dire

cette rigidité de l'utérus et du vagin, rappelle que cette méthode n'est point nouvelle ; que, dans le dernier siècle, Lebas, fort en réputation chez les femmes, parce qu'il les faisait accoucher, n'avait pas d'autre secret que de les faire vomir, absolument comme M. Sanaan, employant 10 à 15 centig. d'émétique.

M. Velpeau croit, du reste, qu'une semblable médication n'est point sans danger.

M. Moreau partage cette opinion. Il arrive souvent, dit-il, que les femmes, dans ce moment critique, vomissent naturellement, et alors il n'y a point de danger dans cet acte, qui se produit au moment de la contraction de l'utérus. Dans le vomissement artificiel, au contraire, les contractions de l'estomac peuvent se faire pendant le repos de l'utérus ; et, alors, on conçoit que ce dernier organe, étant inégalement comprimé, puisse arriver à se rompre. C'est ce danger qui a fait abandonner la méthode de Lebas.

A M. Baudelocque, qui fait aux deux préopinants le reproche de convertir une question de pratique en une question de théorie, M. Collineau répond par un fait qui justifie les craintes de MM. Velpeau et Moreau ; il s'agit d'une femme chez qui l'avortement s'est déterminé par un effort pour soulever un fardeau. Cette femme étant morte, l'ouverture fit reconnaître une rupture de l'utérus.

DE L'EMPLOI DU TARTRE STIBIÉ DANS LES LÉSIONS TRAUMATIQUES.

Nous avons déjà parlé ailleurs de quelques avantages obtenus de l'administration de l'émétique, à haute dose, dans les résorptions purulentes ; nous avons cité particulièrement, à cette occasion, les essais de Sanson aîné, à l'Hôtel-Dieu de Paris. La même méthode a été indiquée aussi pour guérir des lésions traumatiques diverses, indépendamment de toute résorption.

Delpech y eut recours, pour la première fois, dans un cas de luxation, et réussit, par ce moyen, à abattre la force musculaire, ce qui lui permit de réduire ensuite avec assez de facilité. On trouve quelques détails sur ce fait dans le Bulletin de Thérapeutique, t. 7, 1834. Dans le même article, on cite un cas très-grave de fracture de la jambe droite, accompagnée de luxation et compliquée de désordres horribles. Après deux saignées, on administra le tartre stibié, à haute dose ; un amendement rapide eut lieu dans les symptômes, la guérison fut obtenue en 60 jours. La saignée sembla dans ce cas, comme dans beaucoup d'autres, favoriser l'action de l'émétique.

Les succès obtenus par Delpech, et d'autres du même genre appartenant à M. Lallemand, ont inspiré à M. Franc un mémoire intéressant sur ce sujet. L'auteur regarde cette nouvelle application de la médication stibiée comme une véritable conquête. Il rapporte des cas de lésions traumatiques de toutes sortes, dans lesquels l'émétique a été donné avec succès. Les faits cités par lui ont trait à des luxations, à des contusions violentes, à des coups de feu. Dans la pneumonie suite de blessure, qui est généralement si grave et qui résiste si souvent aux antiphlogistiques, il a vu l'émétique réussir très-bien.

Personne n'ignore combien Desault avait de confiance

dans l'émétique, donné en lavage, contre les plaies de
tête. M. le professeur Lallemand a substitué à ce traitement celui par les hautes doses de tartre stibié, et s'en
est bien trouvé. Ajoutons néanmoins que M. Franc, qui
cite ces essais, n'a vu donner jusqu'à présent l'émétique
contre l'encéphalite traumatique que dans les cas où
celle-ci était légère et commençante. Ajoutons aussi que
M. Lallemand, continuant l'emploi de cette méthode,
l'a trouvée moins efficace dans ses essais ultérieurs.

Quoi qu'il en soit, il reste encore assez de faits pour
établir la convenance de la médication stibiée dans des
cas donnés de maladies de cause externe.

ANTIMOINE CRU CONTRE LE CANCER.

Les préparations antimoniales ont été fort peu employées contre le cancer. On trouve cependant, dans la
Gazette Médicale (1835, p. 105), deux observations qui
tendent à établir l'utilité de l'antimoine cru en semblable
circonstance. Dans la première observation, il s'agit
d'un ulcère cancéreux de la lèvre, qu'on traita par l'emploi de l'antimoine cru à l'intérieur, à la dose de 50
centigrammes par jour, avec addition de 2 centigrammes
d'extrait de ciguë, préparé par la dessiccation de cette
plante au soleil. Au bout de trois mois, la guérison était
obtenue ; on continua néanmoins le remède pendant six
mois, en diminuant progressivement les doses.

Ce fait, bien qu'il soit confirmé par une observation
du même genre appartenant à M. Ronchi, ne saurait
suffire pour établir la valeur thérapeutique de l'antimoine
cru dans le cancer, alors même que la médication au-

rait été simple. Il perd encore de son importance par l'association qui a été faite de la ciguë, à petites doses, il est vrai, mais à doses longtemps continuées.

TROISIÈME CHAPITRE.

CONDITIONS D'OPPORTUNITÉ.

Suivant Laënnec, le tartre stibié est d'autant mieux supporté que le sujet à qui on l'administre est plus fort et plus pléthorique.

Razori, Tommazini et plusieurs autres médecins italiens regardent ce médicament comme utile dans les maladies sthéniques ; inutile, sinon nuisible, dans les maladies asthéniques.

La même opinion est partagée par M. Ruef, qui a employé avec beaucoup de succès l'émétique, combiné avec les saignées, dans des pneumonies bien franches, simples et violentes, chez des vignerons qui avaient contracté leur maladie en s'exposant en sueur au vent des montagnes.

Messieurs Trousseau et Bonnet ont trouvé une utilité marquée à l'émétique, surtout dans le cas de grande pyrexie, avec douleur et expectoration sanguinolente ; quand, au contraire, la réaction était languissante, le médicament leur paraissait bien moins efficace. La conclusion à tirer de là, et MM. Trousseau et Bonnet l'ont tirée, c'est que les saignées, loin de venir en aide à la médication, entravent ses bons résultats. Plus tard, M. Trousseau, sous l'influence d'une autre constitution épidémique, a modifié son opinion relativement à l'influence des saignées, ou du moins a circonscrit son application à des circonstances [données de constitutions médicales. Nous reviendrons sur ce sujet. Quoi qu'il en soit, M. Trousseau a conservé sa manière de voir sur l'opportunité de la médication stibiée dans les formes sthéniques, et sur son peu de convenance dans les formes asthéniques.

Les mêmes principes sont soutenus dans un article du Bulletin de Thérapeutique (1831; tome 1.ᵉʳ, p. 48). Dans quels cas cette méthode convient-elle surtout? L'auteur répond à cette question qu'il s'est posée : qu'elle est utile particulièrement dans les pyrexies fortes et franches, avec dureté du pouls, comme le sont habituellement les phlegmasies du poumon, dans les circonstances d'une constitution individuelle vigoureuse, de l'habitude dans les lieux élevés, dans un climat froid et sec; qu'elle cesse d'être avantageuse dans les cas où le système nerveux est susceptible, dans les cas de faiblesse. L'émétique à haute dose ne convient pas non plus dans les pneumonies bilieuses, contre lesquelles Baillou, Sydenham, Dehaen, Stoll, Huxham, etc., conseillaient les antibilieux.

D'autres, au contraire, réservent la médication stibiée pour les cas où les saignées ont échoué, où la faiblesse, à un moment donné du traitement, ne permet pas de recourir à de nouvelles évacuations sanguines; ils l'emploient volontiers dans les cas de pneumonies bilieuses, dans celles qui se sont développées sous des influences extérieures propres à déprimer l'organisme.

Quand une pneumonie, malgré les saignées, s'aggrave ou persiste, dit M. Dauvin, il y a danger à continuer les évacuations sanguines ; car le malade s'épuise, et, suivant la remarque de M. Louis, ce moyen a son summum d'influence favorable dans les trois ou quatre premiers jours de la maladie : c'est alors qu'il faut avoir recours à l'émétique à hautes doses. Plusieurs cas désespérés ont, en effet, été guéris de cette manière par Théoph. et Ambr. Laënnec, par MM. Vaidy, Palais, Levrat-Perrotton, Liégeard, Blache, Brault, Biett, Lugol, Morelot, Givaudan, Gibert, etc.

L'émétique est encore utile, suivant M. Danvin, dans les pneumonies bilieuses, comme dans toutes les maladies de cette forme.

Un pays froid et humide imprime un cachet particulier aux pneumonies ; c'est alors qu'on voit les sécrétions muqueuse et biliaire augmenter ; c'est alors aussi que l'émétique est fort utile.

L'émétique est encore utile, dit M. Danvin, dans les cas de tempéraments bilieux, et dans ceux où il existait d'avance un état bilieux.

M. Chomel, au sujet des complications bilieuses de la pneumonie, s'exprime ainsi : Quand les symptômes bilieux précèdent le développement de la pneumonie, les évacuants sont avantageux ; les saignées sont souvent inutiles, quelquefois nuisibles. Quand la pneumonie précède, il arrive souvent que les vomitifs exaspèrent les symptômes.

M. Lades, bien qu'il ne regarde pas l'éréthisme inflammatoire comme une contre-indication à l'emploi de l'émétique, préfère ce médicament dans les pneumonies adynamiques, qui ne permettent pas ou ne permettent plus les évacuations sanguines.

M. Mistler (Note sur une épidémie de pleuropneumonie bilieuse, Gaz. Médic., 1832) rend compte d'une épidémie analogue, sous beaucoup de rapports, à celle dont Stoll nous a laissé l'histoire. Sur 40 malades, 2 au début de la maladie furent soumis au régime des évacuations sanguines, et succombèrent; 38 furent traités par l'émétique à doses vomitives, et furent tous guéris. Quoique dans les observations de M. Mistler le point de côté, l'expectoration sanguinolente, caractérisent assez bien la maladie, on regrette que l'auscultation et la percussion n'aient pas complété le diagnostic.

M. Michel, de Semur (mémoire cité), rend compte d'une épidémie de pneumonie, offrant des caractères différents. Pendant un été qui se comporta fort mal, qui fut incessamment refroidi par des vents de nord-est, il se développa des pneumonies d'une physionomie particulière; presque toutes revêtaient la forme catarrhale, et s'accompagnaient d'un affaissement nerveux remarquable. Dans ces conditions, M. Michel craignit, en saignant ses malades, d'agir d'une manière fâcheuse sur le système nerveux; il se borna à quelques applications de sangsues, dirigées contre le point de côté, quand ce symptôme était dominant; la base du traitement consistait dans l'administration de 75 centig. à 2 gram. d'oxide blanc d'antimoine par 24 heures, pendant 7 à 8 jours. L'effet sédatif de cette substance lui sembla évident; l'amélioration fut progressive. Des quinze malades qu'il eut à traiter, un seul succomba, qui ne prit qu'une potion et y substitua du vin chaud. Les autres furent bientôt dans le cas de prendre des aliments ; la convalescence fut courte.

Suivant M. Meynière , le tartre émétique paraît pouvoir guérir la fluxion de poitrine, dans toutes les circonstances possibles. Il l'emporte notàblement sur la saignée , là où une débilitation profonde empêche de tirer du sang ; dans les pneumonies dites bilieuses , etc.

M. Récamier dit que les antimoniaux sont excellents, quand il y a faiblesse.

Au milieu de ces opinions opposées , en face des observations que j'ai compulsées en grand nombre dans les auteurs , en face de mes propres observations , je me trouve, je l'avoue, dans une grande perplexité, pour établir une opinion sur ce sujet important ; car, dans ces observations , je m'aperçois qu'il y a eu des succès dans l'un et l'autre des états indiqués. Des individus forts, sanguins, offrant les symptômes d'une réaction intense , ont été traités par les antimoniaux, sans saignées préalables ; ils ont été guéris. D'autres, en plus grand nombre , également forts primitivement, mais déjà affaiblis par quelques saignées, ont subi le même traitement et ont été guéris. Or, de ce qu'ils ont été saignés , il ne faudrait pas conclure que la médication stibiée n'a eu aucune part à la guérison. En raisonnant ainsi , on écarterait de la thérapeutique une partie des moyens qui n'ont peut-être jamais été employés seuls dans le cours d'une maladie, et dont les effets sont cependant incontestables. Sans doute, l'appréciation des propriétés d'un médicament est plus difficile quand il a fait partie d'un traitement composé ; mais, au moyen d'une analyse sévère, on peut cependant arriver à dégager jusqu'à un certain point la part de chaque élément.

Par exemple : une pneumonie se développe chez un individu vigoureux; on le saigne une fois , deux fois, quatre fois, davantage même ; la pneumonie marche, elle n'a pas perdu un pouce de terrain : on emploie l'émétique à haute dose ; le lendemain , le malade est beaucoup mieux ; quelquefois hors de danger : voilà, certes, un résultat remarquable ; or , j'ai vu le fait se reproduire bien souvent ; c'est pourquoi j'ai foi au traitement stibié. S'il fallait présenter des faits de pneumonies traitées par l'émétique seul, c'est à peine si j'en trouverais un ou deux dans ma pratique.

Enfin on a employé le traitement stibié sur des sujets très-débilités, et on a guéri.

Pourquoi, dans trois cas si différents , un même médicament agit-il avec la même efficacité ?

Si je ne me trompe, c'est dans l'existence d'un caractère symptomatique commun à ces trois états qu'il faut chercher la cause de cette singularité. Or, ce phénomène commun, c'est la pyrexie , c'est la fréquence du pouls : qu'il y ait force, qu'il y ait faiblesse générale , dans une pneumonie grave le pouls est fréquent; dans l'un comme dans l'autre cas, sous l'influence de cette pyrexie , la circulation pulmonaire est trop active ; de là une cause sans cesse renaissante de l'engorgement des poumons. Il faut donc, avant tout , calmer la circulation. Si le sujet est fort, on peut le saigner ; on le doit même, dans mon opinion. Si le sujet est faible , la saignée peut

l'affaiblir encore et le tuer ; alors l'émétique est une précieuse ressource ; car, comme l'exprime un auteur cité plus haut (Bulletin de Thérap.), et qui cependant ne partage pas ma manière de voir : « Ce qui distingue la mé-
» thode Rasorienne de la saignée, c'est qu'elle ne pro-
» duit pas d'affaiblissement radical ; les forces sont dé-
» primées, masquées, chose nécessaire pour enrayer l'in-
» flammation ; elles ne sont pas détruites. »

L'explication que je viens de donner n'est qu'une extension de la théorie proposée par MM. Trousseau et Pidoux, pour expliquer le mode d'action des antimoniaux ; extension nécessaire, suivant moi, pour expliquer la guérison dans les cas mêmes où les forces sont peu conservées.

Je ne tiens pas, du reste, beaucoup à l'explication ; mais je tiens au fait, incontestable suivant moi, que le traitement stibié réussit bien quand il existe une forte débilité : c'est même alors qu'il est le plus utile, parce qu'il est la principale ressource ; tandis que, dans les cas opposés, les saignées produisent d'excellents résultats. Mais il y a une mesure à garder ; si la tolérance ne s'établit pas bien, les évacuations affaiblissent le malade, et il ne faut pas persister longtemps dans la médication, ce qui d'ordinaire, d'ailleurs, n'est pas nécessaire. C'est le cas aussi où il est indispensable d'employer les moyens propres à favoriser la tolérance, dans la crainte de déterminer une dépression des forces, temporaire il est vrai, mais dangereuse, si elle est poussée trop loin.

CONTRE-INDICATIONS.

1.º La circonstance qui a paru, et avec raison, à la plu-

part des auteurs, la plus défavorable à l'administration
interne des antimoniaux, c'est l'existence d'une excitation plus ou moins marquée, et, à plus forte raison,
d'une inflammation de la muqueuse digestive. MM. Rayer,
Bricheteau, Gasseau, Guionnet, Block, Finaz, etc., insistent plus ou moins vivement sur cette cause d'inop-
portunité. La même opinion est exprimée dans le Bulletin
de Thérapeutique.

L'opinion de MM. Trousseau, Pidoux et Bonnet (ouvrages cités) se rapproche de la précédente, avec quelques restrictions cependant. Voici à-peu-près comment
s'expriment, à cet égard, MM. Trousseau et Bonnet : La
gastro-entérite contre-indique la médication stibiée, d'a-
bord parce qu'elle peut être fâcheusement influencée par
elle, et ensuite parce qu'elle empêche la tolérance et l'absorption du médicament. C'est particulièrement dans la
pneumonie accompagnant la fièvre typhoïde, dans celle
des phthisiques, qu'on se trouve mal de l'emploi de l'é-
métique. Une phlegmasie modérée, survenant comme
épiphénomène, ne doit pas toujours faire suspendre le
médicament; mais, si elle persiste, si la tolérance cesse,
il ne faut pas hésiter à le faire.

M. Padioleau a vu la diarrhée n'être pas un obstacle
au bon effet de l'oxide blanc d'antimoine; cependant il
remarque que, pendant le choléra, il a vu ce médicament
échouer dans deux cas de pneumonie, probablement à
cause de la susceptibilité des organes digestifs. M. Récamier avait fait la même remarque.

Dance exigeait l'intégrité du tube digestif, d'après ce
principe : *primò non nocere*, ou du moins voulait qu'on

mesurât les inconvénients du remède, pour ne l'employer que dans des cas où ces inconvénients seraient moins grands que les avantages. Il recommandait, en conséquence, d'examiner scrupuleusement les fonctions digestives, et de s'arrêter devant des contre-indications puisées, non pas dans un seul des symptômes, ce qui rendrait trop timide, mais dans leur concours.

Pour M. Haime, la gastro-entérite est aussi une contre-indication, à moins d'une gravité extraordinaire dans les symptômes pulmonaires.

D'autres auteurs ont été moins préoccupés de l'état du tube digestif. Rasori a administré plusieurs fois son traitement dans des cas de pneumonies accompagnées de nausées, de vomissements, de diarrhée, de ténesme et de douleurs à l'épigastre, et a vu ces symptômes se dissiper après les premières doses d'émétique. Pour Th. Laënnec, l'existence d'une gastro-entérite n'est point d'ordinaire un obstacle à la médication stibiée, sous l'influence de laquelle, disait-il, la complication cédait aussi vite que la maladie principale. Ainsi, la rougeur de la langue, la douleur épigastrique augmentée par la pression, la diarrhée avec ténesme, n'arrêtaient pas toujours ce savant professeur, qui, du reste, n'a pas cité beaucoup de faits propres à prouver l'innocuité d'une semblable méthode.

Parmi les faits cités par M. Danvin, il en est quelques-uns en faveur de l'opinion de Laënnec. Dans les cinquième et neuvième observations de son mémoire, après une exaspération momentanée dans des symptômes déjà existants d'inflammation gastro-intestinale, la tolérance s'établit promptement, et l'émétique sembla remettre le tube digestif dans ses conditions normales.

M. Benabeu (déjà cité); M. Roux, médecin à Brignolles (mém. lu à l'Académie royale de Médecine); M. Filassier, dont nous avons cité les travaux; rapportent des faits analogues.

M. Picard (Gaz. Médic. 1833, p. 166) a vu l'émétique réussir là où les antiphlogistiques purs avaient échoué, et cela malgré une inflammation gastro-intestinale.

Je pourrais rapprocher de ces faits, et je rapporterai plus tard une observation personnelle, dans laquelle le tartre stibié, administré dans un extrême danger, et malgré une gastro-entérite, fut suivi de bons résultats. Ce médicament fut, au reste, dans ce cas, donné avec beaucoup de réserve.

Quoi qu'il en soit, des faits nombreux, cités dans le courant de mon travail et dans ce chapitre même, démontrent que l'émétique peut déterminer des accidents du côté des voies digestives. C'est assez pour se conformer au précepte posé par Dance, répété par M. Haime, de s'abstenir de cette médication dans le cas de gastro-entérite, à moins d'un danger plus grand du côté de l'affection pulmonaire.

2.º Une autre espèce de contre-indication est puisée dans l'état de faiblesse du malade, dépendant de son âge, de sa constitution, ou du traitement auquel il a été soumis antérieurement. Nous ne reviendrons pas sur ce sujet, traité avec assez de détails dans le commencement de ce chapitre.

3.º Une susceptibilité nerveuse trop grande est une

mauvaise condition pour la réussite de la médication dont il s'agit. On trouve des faits à l'appui de cette assertion, dans le Bulletin de Thérapeutique, t. IX, 1835 ; dans un mémoire déjà cité de M. Bartels ; dans le Dictionnaire de Matière Médicale de MM. Mérat et Delens. Il est, en effet, des personnes nerveuses qui ne peuvent prendre même de faibles doses de tartre stibié, sans éprouver ou des convulsions, ou des crampes, ou des douleurs affreuses dans l'estomac, ou d'autres accidents, sinon toujours graves, du moins assez effrayants.

4.º Les secousses du vomissement sont à redouter chez les individus affectés de hernies, d'anévrismes, ou sujets à l'hémoptysie, à l'apoplexie. Il est cependant un cas, relativement à cette dernière maladie, dans lequel l'émétique peut être employé avec succès : c'est alors que l'affection cérébrale est symptomatique d'une indigestion. (Dict. de Mat. Médic. de MM. Mérat et Delens.)

5.º M. Busedow, qui redoute les effets de l'émétique sur la gorge, recommande de s'abstenir de ce médicament, quand on trouve la langue lisse, très-rouge, sèche, et qu'il existe une soif prononcée. Nous ajouterons que le développement d'une angine ou d'une stomatite d'une certaine intensité doit engager à renoncer à la médication par l'émétique.

6.º L'existence d'une grossesse constitue-t-elle une contre-indication à l'emploi de l'émétique ? M. Levrat-Perrotton, ayant à soigner une pneumonie grave chez une dame enceinte de trois mois, se décida, après une saignée et l'application d'un vésicatoire à la cuisse, à donner l'émétique, dont 15 centigrammes furent pris en deux jours ; la malade guérit.

M. Rueff a été plus hardi encore. Il a donné l'émétique sept fois dans la même circonstance, et avec succès.

Je n'ai point de faits à opposer à ceux qui précèdent ;
mais je me range volontiers, jusqu'à nouveaux renseigne-
ments, à l'avis de M. Magistel (Journal Hebdomadaire),
qui regarde la grossesse comme une contre-indication
formelle à l'emploi de l'émétique.

QUATRIÈME CHAPITRE.

MODE D'ACTION DU TARTRE STIBIÉ.

Des théories bien diverses ont été émises sur le mode
d'agir du tartre stibié. Nous n'avons pas l'intention d'er-
rer longtemps dans ce champ d'hypothèses. Cependant
nous indiquerons les principales, qui peuvent se grouper
autour de cinq théories : après celle de Rasori, dont
MM. Trousseau et Pidoux ont donné une interprétation
fort ingénieuse, comme nous le verrons ; celle de Laënnec ; celle qu'ont adoptée les médecins de l'école physiologique ; on a encore présenté deux autres explications,
dont nous parlerons tout à l'heure.

PREMIÈRE HYPOTHÈSE. — *Contro-stimulisme.* — L'école
de Rasori enseigne que l'émétique a pour effet principal,
dominant les effets secondaires, une dépression directe du
stimulus, ou, si l'on veut, la destruction de la diathèse
inflammatoire. Sous quelques points de vue, l'action du
tartre stibié serait comparable, dans cette supposition,
à celle de la digitale. Il ne produit pas néanmoins les
mêmes effets sur le système sanguin. Ce n'est qu'après
des doses dépassées, dit Rasori, qu'on voit survenir le

ralentissement du pouls. Il ne l'a pas vu, du reste, descendre au-dessous de 50 pulsations. (Voir la Biblioth. de Thérap., art. cité.)

Rasori, avec Brown, dit qu'on ne doit point s'en rapporter aux symptômes, pour juger de la force de la maladie; la tolérance est tout. C'est à l'aide des médicaments qu'il arrive à connaître la force de la diathèse; et c'est au moyen de cette dernière qu'il détermine les propriétés médicatrices des médicaments. Épouvantable paralogisme, s'écrie **M. L. Simon**, sur lequel roule toute la doctrine du contro-stimulisme. (Voir le premier article de **M. L. Simon** sur les doctrines médicales italiennes. (Journal des Progrès, 1.er vol., 1827.)

M. Lades regarde l'émétique comme un sédatif de l'éréthisme inflammatoire. **M. Vaidy** et **M. Danvin** partagent à peu près la même opinion.

Pour **Delpech**, ce médicament, agissant par une sorte d'intoxication, passe dans le sang, le modifie, puis agit secondairement sur les organes, comme un antiphlogistique général. **M. Fontaneilles** admet aussi une action antiphlogistique, qu'il subordonne à une modification de la constitution du sang.

Suivant **M. Peschier**, de Genève, l'émétique facilite la circulation dans les vaisseaux de l'abdomen, diminue la pléthore de la poitrine, s'oppose à la chylification, en entravant momentanément l'acte digestif.

MM. Trousseau, Bonnet, Pidoux (ouvrages cités), développant la théorie de **Rasori**, établissent la doctrine suivante, basée sur ce fait incontestable, que l'émétique a la propriété de diminuer la fréquence du pouls et celle dés mouvements respiratoires. La diminution de la vitesse du pouls, survenue sous l'influence du tartre stibié, réduit la quantité de sang rouge et noir poussée, dans un temps donné, au sein du parenchyme pulmonaire, pour sa nutrition et pour les besoins de l'hématose. De plus, soit directement, soit indirectement, par suite du calme de la circulation, la respiration diminue aussi d'activité. Il y a donc, au moment du traitement par l'émétique, un véritable repos pour les poumons; ceux-ci se trouvent donc précisément dans les conditions où on place, pour le guérir, un membre affecté de lésion traumatique. Le tartre stibié, du reste, agit-il sur le système sanguin d'emblée, ou par l'intermédiaire du système nerveux ? C'est une question, que, dans la théorie proposée, on n'a pas cherché à résoudre. Telle est l'explication donnée par MM. Trousseau, Pidoux et Bonnet.

A cette objection assez grave : Pourquoi la fièvre ne tombe-t-elle pas aussi bien dans le rhumatisme que dans la pneumonie, quand on dirige contre la première de ces maladies la médication stibiée? les auteurs de la théorie font la même réponse que Peyrilhe, quand on lui demandait pourquoi l'opium ne faisait pas toujours dormir.

Si, quand nous donnons l'opium comme quatre, répondait cet observateur, le malade ne s'endort pas, c'est qu'il est éveillé au moins comme 5. Si l'émétique ne calme pas la fièvre, dans le rhumatisme aigu, c'est que la stimulation du cœur, dans cette maladie, est au-dessus de la propriété contro-stimulante de l'émétique.

2.ᵉ Hypothèse. — *Influence sur l'absorption.* — Le tartre stibié favorisant l'absorption interstitielle, tend à dégorger les organes enflammés, et particulièrement le poumon. Telle est la théorie proposée par Th. Laënnec, admise, avec quelques modifications, par Amb. Laënnec, par M. Bartels et quelques autres écrivains.

3.ᵉ Hypothèse. — *Révulsion.* — Beaucoup d'auteurs admettent que tout le secret du succès de l'émétique, dans les phlegmasies, dépend d'une révulsion large, soutenue, agissant à la fois sur une grande surface. Dance, Broussais, MM. Rayer, Chomel, Barbier, Vacquié, Marcq, Louis Valentin, Archambault Reverdy, se rattachent à cette doctrine.

M. Lepelletier attribue aussi à la révulsion la plus grande part dans les effets curatifs du tartre stibié ; il nie l'action sédative, et ne s'explique pas sur un genre d'influence, autre que la révulsion, qui viendrait en aide à celle-ci.

Dans une 4.ᵉ *hypothèse*, on regarde l'émétique comme propre à dégorger les vaisseaux, par suite du flux séreux qu'il détermine quelquefois. L'effet secondaire serait de hâter l'absorption interstitielle, comme le veut Laënnec.

Une 5.ᵉ *supposition* est faite par M. Franck (voir Archives de Méd., t. VI, 1834). Le tartre stibié, dit ce médecin, agit comme stupéfiant des nerfs, par l'intermédiaire du grand sympathique. Postérieurement à cette action, il abaisse la température de la peau, diminue considérablement le nombre des battements du pouls, modère l'hématose, et par suite ralentit toutes les fonctions organiques.

L'opinion du docteur Rittcher (Dublin Journal, n.º 11.)

se rapproche beaucoup de la précédente. Il pense que l'émétique, à hautes doses, agit en déterminant par excitation la paralysie du nerf vague, et par suite en enrayant la nutrition du poumon.

D'autres auteurs restent dans le doute sur le mode d'action du tartre stibié. Il est difficile, en effet, de faire rentrer tous les faits connus dans une théorie. Les médecins qui croient à la révulsion, ceux qui ajoutent foi à une large déplétion vasculaire, par le flux gastro-intestinal, invoquent les faits très-nombreux dans lesquels on voit survenir la guérison après des évacuations longtemps répétées. Ils s'appuient d'une observation fort curieuse, empruntée à la clinique de l'infirmerie de Dublin (voyez Gaz. Médic., 1833, p. 366), dans laquelle on voit une attaque de choléra faire disparaître, en 36 heures, une pneumonie fort grave, arrivée au 2.ᵉ degré ; de telle sorte qu'après ce laps de temps, il ne restait aucun trouble fonctionnel, ni aucun signe physique de lésion pulmonaire.

D'autre part, ceux qui croient à la propriété antiphlogistique, indépendamment des expériences sur les animaux et des observations cliniques qui prouvent l'absorption du médicament (voir le premier chapitre), ces auteurs, dis-je, citent les faits, très-nombreux aussi, de guérison sans qu'on ait pu observer un flux notable, ni la moindre irritation du tube digestif.

On trouvera, je pense, que les arguments de ceux-ci ont plus de force que ceux des autres ; que tous les faits peuvent, à la rigueur, rentrer dans leur théorie. Il est difficile, en effet, de supposer, quelque nombreuses que soient les évacuations, que tout le médicament ait été rejeté, et qu'aucune de ses parties n'ait été absorbée. Or, pour combattre tout à fait victorieusement la doctrine de l'absorption de l'émétique et de son action sédative, il faudrait qu'il en fût ainsi.

En résumé, je crois que les faits démontrent suffisamment que le tartre stibié est pris dans le tube digestif par le système vasculaire, soit sous sa forme primitive, soit dans quelques-uns de ses éléments; qu'il va modifier les organes et leurs fonctions; que la principale de ces modifications consiste dans la sédation des forces circulatoire et respiratoire; que c'est à cette modification qu'il faut rapporter l'amendement des symptômes généraux et locaux des phlegmasies, et en particulier de celles du poumon.

Que l'excitation occasionnée sur le tube digestif, dans certains cas; que l'exhalation abondante de sérosité; déterminent d'une part une révulsion salutaire, et activent d'autre part l'absorption des produits de l'inflammation: c'est ce qu'il me semble impossible de nier. Il faut donc admettre que le tartre stibié possède plusieurs propriétés, et qu'il agit en raison de chacune d'elles sur notre organisation.

CINQUIÈME CHAPITRE.

MODE D'ADMINISTRATION. — DOSES. — COMBINAISON AVEC LES AUTRES AGENTS.

Le tartre stibié, comme on le sait, employé à doses vomitives par Stoll, a rendu de véritables services, bien que, suivant la remarque de M. le professeur Andral, il ait peut-être été appliqué par cet illustre praticien, dans de simples bronchites , avec fièvre, ce que permet de suppo-ser l'absence de signes diagnostiques précieux pour le médecin, à l'époque où vivait Stoll.

Cette méthode a été expérimentée surtout par Rivière, Helis de Rouen et Dumangin , médecin à la Charité. Les conséquences des faits rapportés par ces derniers ob-servateurs seraient les suivantes , d'après M. Rayer, (D.ᵣₑ de Méd. et de Chirurgie Prat.) qui a lui-même es-sayé la formule des petites doses :

1.º Cette méthode est aussi sûre que celle de Rasori ; 2.º Elle est moins avantageuse que le traitement par les saignées ; 3.º C'est au début qu'elle est le plus conve-nable ; 4.º Elle ne convient plus à une époque avancée de la maladie ; 5.º Elle ne paraît pas avoir plus d'effi-cacité dans la pneumonie droite , compliquée d'hépati-sation , bien qu'on ait supposé qu'il y ait une liaison spéciale entre la pneumonie de ce côté et les affections biliaires.

TRAITEMENT PAR LES DOSES ÉLEVÉES.

Rasori procédait, par la méthode suivante , à la dis-tribution de ses énormes doses de tartre stibié : 1.º Il le donnait pendant toute la durée de la maladie ; 2.º il di-minuait, disait-il, le nombre des saignées; cependant, la plupart de ses observations font foi qu'il avait d'or-dinaire recours à la phlébotomie, et quelquefois la ré-pétait souvent dans le cours d'une maladie ; 3.º les doses employées par lui étaient extrêmement et déraisonna-blement considérables. Il commençait, assurait-il, par de petites doses, pour éprouver la tolérance. Cette prétendue réserve consistait, néanmoins, à donner 60 centig. le premier jour et autant la première nuit ; puis, si la tolérance s'établissait bien, ce qui était le plus ordinaire, il élevait rapidement les doses à 2 gram., 4 gram., et même 12 à 15 gram. par 24 heures.

Rasori, avons-nous dit, saignait beaucoup ; il rejetait, du reste, tous les autres moyens de traitement, et particulièrement les vésicatoires.

Tommasini, plus réservé que son compatriote, ne dépassait guère la dose de 75 centig. par jour. Sa formule différait de celle de Th. Laënnec, que nous allons actuellement examiner, par la moindre quantité du véhicule.

Laënnec pratiquait d'ordinaire, au début du traitement, une saignée de 250 à 500 gram. Cette évacuation sanguine, qu'il ne répétait pas généralement, avait pour avantage, suivant ce pathologiste distingué, d'enrayer les accidents et de donner le temps d'agir. Immédiatement après, il donnait une première dose de 5 centig. d'émétique dans 75 gram. d'infusion de fleurs d'oranger, avec 15 gram. de sirop de gomme ou de fleurs d'oranger.

De semblables doses étaient répétées de deux en deux heures, jusqu'à ce que 30 centig. fussent consommés. Puis, suivait un repos de six heures, à moins d'un grand danger.

Si, en effet, dit Laënnec (Auscul. Médiate, t. 1, p. 496), la pneumonie est déjà avancée, si la tête se prend, si les deux poumons sont affectés, ou encore si l'un des deux est pris en entier, je fais continuer le tartre stibié, sans interruption, de deux en deux heures, jusqu'à un amendement notable. Quelquefois même , lorsque la plupart des circonstances aggravantes indiquées ci-dessus se trouvent réunies, je porte chaque dose de tartre stibié à 1 grain 1[2, 2 grains, et même 2 grains 1[2.

Beaucoup de personnes ainsi traitées supportaient la médication sans vomir et sans éprouver aucun effet purgatif. D'autres, en plus grand nombre , avaient 2 ou 3 vomissements et 5 à 6 selles le premier jour. Bientôt, d'ordinaire, la tolérance s'établissait.

Lorsque les évacuations continuaient le second jour, Th. Laënnec faisait ajouter aux six doses qui devaient être prises dans les 24 heures, 30 à 60 gram. de sirop diacode, association contraire aux idées théoriques de Rasori et de Tommasini, mais que l'expérience lui avait démontré être fort utile.

Laënnec continuait généralement la médication jusqu'à ce que la résolution fût déjà avancée ; mais, rarement, il s'élevait à la dose journalière de 1 gram. 50 centig.

Nous devons remarquer, dans la méthode ci-dessus , la précaution qu'avait son auteur d'étendre le médicament dans une assez grande quantité de véhicule. C'est peut-être à ce soin qu'il faut attribuer le défaut d'accidents dans la plupart de ses observations, malgré une hardiesse certainement très-grande sous le rapport des doses.

Ambroise Laënnec , médecin à l'Hôtel-Dieu de Nantes, employait à peu près la même méthode que son parent. Cependant il faisait entrer de préférence le tartre stibié de chaque jour dans une ou deux potions, pour que l'administration fût plus régulière. Il résultait de ce simple changement que, d'ordinaire, le médicament était donné à un degré plus élevé de concentration.

M. Bricheteau (*loc. cit.*) n'a jamais dépassé et a rarement atteint la dose de 90 centigrammes en 24 heures. La moyenne du tartre stibié employé par lui pour un traitement, ne s'élevait pas au-dessus d'un gramme ; accidentellement il a donné 5 grammes pour une seule maladie, mais jamais il n'a dépassé cette limite. Il s'est toujours arrêté dès qu'il a vu la résolution faire des progrès rapides ; obéissant ainsi à ce précepte : qu'il ne faut jamais accabler la nature de secours dont elle n'a pas besoin. Il donnait des doses rapprochées, se servait, pour véhicule, de l'infusion de camomille et de fleurs d'oranger, en y associant quelquefois un peu d'opium, pour favoriser la tolérance.

Cet auteur, du reste, n'a généralement employé le tartre stibié que dans les cas où la saignée n'offrait pas ou n'offrait plus de chances de succès, et s'en abstenait en face d'une complication de gastro-entérite.

Dance a essayé les doses fortes et les doses modérées. Le maximum de ses doses journalières était de 2 grammes ; il n'a pas dépassé 6 grammes pour un traitement. Très-rarement même il s'élevait à de semblables doses, et la conclusion la plus importante qu'il ait tirée de ses observations, c'est qu'il est inutile et dangereux de torturer l'estomac par de très-grandes doses. 20, 30, 40 centigrammes, employés par jour, sont toujours suffisants, et tout aussi efficaces que 2 à 3 grammes administrés dans le même laps de temps. Il a rejeté l'association des opiacés, dans la crainte d'obliger l'estomac à garder le mé-

dicament, lors même qu'il en est fâcheusement influencé, et à retenir en quelque sorte ses cris de souffrance,
de manière à tromper le médecin sur son état réel.

M. le professeur Andral a employé l'émétique aux
doses de 10 à 50 centigrammes.

M. Sandras (*loc. cit.*), dans la pneumonie de la grippe,
prescrivait, au début du traitement, une ou deux saignées ; puis il donnait le tartre stibié (30 centigr. à 1
gr. 20 centigr. par 24 heures), dans une potion de 250
grammes. Cette potion était administrée par cuillerée,
d'heure en heure. L'auteur que nous citons n'avait point,
du reste, adopté un traitement exclusif. Ce n'était, dit-il,
ni à la saignée, ni aux éméto-cathartiques, ni à l'émétique à hautes doses, qu'on était redevable des guérisons; c'était au sage emploi de ces divers moyens.

M. Archambault-Reverdy, qui, dans ses traitements
de rhumatismes par le tartre stibié, a reconnu deux
modes d'influence à ce médicament, conseille aussi deux
procédés d'administration, suivant le temps de la maladie. Dans son opinion, une large révulsion est utile au
début, quand la fièvre est forte, quand les phénomènes
locaux phlogistiques sont intenses et multipliés. Alors,
il faut laisser au médicament toute son action révulsive.
Quand il ne reste plus que quelques engorgements articulaires peu multipliés, et que la réaction générale est
peu prononcée, il faut tâcher d'obtenir la tolérance par
l'intervention des narcotiques.

Les règles suivantes sont posées dans le Bulletin de
Thérapeutique (t. 1.er, 1831, p. 16): les doses des premiers jours doivent être de 20 à 30 centigr., dans 125

grammes d'infusion de fleurs d'oranger, ou dans six demi-verres de la même infusion, donnés à deux heures d'intervalle (méthode de Laënnec). On peut porter la dose quotidienne à 90 centigr., et même plus, sans cependant être trop prodigue. S'il y a intolérance, on ajoute, par 24 heures, 5 à 10 centigr. d'extrait thébaïque, ou 30 à 45 grammes de sirop diacode.

Delpech et M. Lallemand ont employé l'émétique à doses assez larges ; cependant ils dépassaient rarement 75 à 80 centigr. par jour. Le premier proscrivait l'association des opiacés, tandis que le dernier la jugeait favorable à la médication.

M. Franc se range, sous ce rapport, à l'opinion de Delpech.

M. Rayer examine avec soin les fonctions digestives ; si elles sont à l'état d'intégrité, il emploie concurremment les saignées et l'émétique, ne dépassant point la dose quotidienne de 30 à 75 centigr. Il diminue les doses, quand l'amélioration générale se prononce ; mais il ne les suspend tout à fait qu'après la disparition du râle crépitant. L'intervention des opiacés lui paraît fâcheuse, parce qu'elle détermine une tolérance factice, et masque les effets réels du médicament principal sur le tube digestif.

M. Rayer, du reste, saigne ses malades autant et aussi souvent que par le passé ; il pense, en administrant ensemble les deux médications, augmenter les chances d'une terminaison heureuse. Quant au régime à suivre, il doit être sévère d'abord ; mais, à mesure que la résolution se prononce, on peut permettre des aliments. Le praticien que nous citons a donné la demie à des malades qui prenaient encore des potions stibiées, et cela sans inconvénients, à la condition de donner les repas trois heures seulement après l'ingestion de l'émétique. Si une gastrite venait à se développer sous l'influence du traitement, elle serait d'ordinaire moins grave que la gastrite née spontanément, et elle cèderait promptement à la suspension du traitement par l'émétique.

Les doses journalières de 30 centigr. à un gramme, rarement plus considérables, sont conseillées par MM. Peschier de Genève, Rueff, Roux de Brignolles, Prosper Gasseau, Danvin, Lades, Nolé, Bartels, Munaret, et par la plupart des médecins français, comme l'exprime M. Nolé. La plupart de ces médecins ont employé concurremment les évacuations sanguines, quelquefois dans d'assez fortes proportions. Plusieurs ont, dans certains cas, associé au tartre stibié quelques narcotiques, le plus souvent l'opium et ses diverses préparations, rarement quelque substance contenant une petite proportion d'acide cyanhydrique, l'eau de laurier-cerise par exemple. Cette eau a été ajoutée aux potions stibiées par MM. Rueff et Bartels. La dose, pour ce dernier, était de 2 à 4 grammes.

Les préparations diverses d'antimoine ont été employées par MM. Trousseau et Bonnet ; ils ont essayé le tartre stibié, l'antimoine métallique, le protoxide, le deutoxide et le tritoxide d'antimoine, l'hypo-antimonite, l'antimonite et l'antimoniate de potasse, le kermès. Les effets thérapeutiques ont été généralement les mêmes. Voici, du reste, à peu près dans quels termes MM.

Trousseau et Bonnet, appuyés de nombreux faits, s'expriment sur le mode d'administration des antimoniaux :

Les préparations diverses d'antimoine ont une action spéciale, qu'il s'agit de développer, en n'oubliant pas que l'absorption du médicament est nécessaire; qu'on doit chercher à l'obtenir, en préservant, autant que possible, de l'irritation les tissus qui doivent subir l'application du médicament. L'émétique est souvent dangereux. Les autres composés ont tous ses avantages et n'ont pas ses inconvénients.

Agissant en raison de ces principes, les auteurs cités préfèrent l'oxide blanc d'antimoine, qu'ils emploient, au début, à la dose de 4 à 6 grammes; puis, dès le lendemain, à celle de 8 à 12 grammes, qui est continuée jusqu'à la cessation de la fièvre, et même deux jours de plus; ensuite, on diminue graduellement les doses.

L'oxide blanc à prendre dans la journée est suspendu dans deux loochs blancs, ou incorporé dans des pilules, dont le principal ingrédient est le sucre. Quant à l'alimentation, elle doit être légère d'abord, puis augmentée à mesure que les quantités d'oxide blanc sont réduites. Une heure de distance doit séparer la prise d'une dose et l'ingestion d'un aliment quelconque.

Malgré une amélioration rapide, il ne faut pas cesser trop tôt le médicament, sous peine de quelques recrudescences, bien que celles-ci soient rares après le traitement en question. L'association de l'opium est inutile, quand on donne l'oxide blanc et les autres antimoniaux insolubles, qui sont, comme lui, tolérés facilement, et assez souvent dès le début.

Si on veut employer le tartre stibié, le défaut de tolérance, assez commun alors, doit fournir de nouvelles
indications. Le véhicule doit être une potion gommeuse
aromatisée. Quelques opiacés peuvent être employés
avec avantage, mais dans les premières doses seulement;
car ils contrarient l'influence sédative de l'antimoine,
et, de plus, ils ont l'inconvénient de masquer les effets
irritants de la médication. La sévérité dans le régime
est encore plus nécessaire que lorsqu'on administre les
préparations insolubles. Si, malgré les précautions convenables, la tolérance se perd, et qu'il s'établisse des
évacuations nombreuses et persistantes, il ne faut pas
insister, car on déterminerait des accidents gastriques.
On donne alors avec avantage, suivant les auteurs dont
nous exposons la pratique, le diascordium ou la gomme
Kino, avec association de 5 à 10 centigr. de sulfate ou
de chlorhydrate de morphine. Ces dernières substances
peuvent également être administrées par la méthode endermique. Après 24 ou 48 heures, ordinairement, les accidents les plus sérieux se dissipent; mais il reste quelquefois certains troubles fonctionnels de l'appareil digestif contre lesquels le sous-nitrate de bismuth réussit
très-bien, à la dose de 75 centigr. à 1 gramme 50 centigr., pour les adultes.

Contre l'inflammation aphtheuse de la bouche, qui peut
survenir pendant le traitement, les auteurs que nous
analysons prescrivent le gargarisme suivant :

<pre>
          Eau. . . . . 400 grammes.
          Alun.   8   —
          Sirop de mûres. . . . 60   —
</pre>

Ou bien une solution de nitrate d'argent cristallisé (5 centig., pour 30 gram. d'eau distillée);

Ou encore :

Acide chlorhydrique.   8 grammes.

Miel rosat. 60   —

A cette époque, M. Trousseau proscrivait la saignée, comme nuisible à la médication.

MM. Trousseau et Pidoux (Traité de Thérap., t. 2, p. 530) donnent les instructions suivantes :

Dès qu'une pneumonie est constatée, on pratique une saignée, puis on passe à l'usage des antimoniaux, dont la dose, pour la première fois, doit varier suivant la préparation :

Pour le tartre stibié, 20 à 90 centig.

Pour l'antimoine métallique, 50 centig. à 1 gram. 80 centig.

Pour le kermès, 90 centig. à 2 gram. 70 centig.

Pour l'oxide blanc d'antimoine, 90 centig. à 10 gr.

Chaque heure, une cuillerée de la potion ou du looch est administrée. Si le médicament est mal toléré, on éloigne les doses. Quand la fièvre cesse, on les diminue graduellement. Mais il faut se garder de suspendre prématurément la médication, sous peine de voir renaître l'inflammation.

Suivant M. Patin, élève de MM. Récamier et Trousseau, et écrivant sous leur inspiration (mémoire cité), le malade soumis au traitement par les antimoniaux, pour une pneumonie, doit être placé dans les conditions suivantes : 1.º Éloignement de toute impression morale vive ; 2.º séjour dans une température de dix à quinze degrés centig. ; couvertures moyennes ; boissons froides, les boissons chaudes ayant l'inconvénient d'augmenter la fièvre ; 3.º diète absolue, ou deux demi-potages, suivant les circonstances; 4.º privation des acides, qui pourraient décomposer le médicament; 5.º s'il survient des vertiges, de la céphalalgie et une sorte d'ivresse, on promène des sinapismes sur les membres inférieurs; mais cet accident est rare, à moins qu'on ne soit obligé de débuter par des doses très-fortes.

M. Récamier emploie, comme adjuvant, la saignée, si le pouls est dur; un éméto-cathartique avant les doses contro-stimulantes, s'il y a une complication bilieuse. Ce médecin, comme M. Trousseau, et par le même motif, a à peu près abandonné le tartre stibié, pour lui substituer les antimoniaux insolubles.

Chez les enfants affectés de pneumonie, M. Baudelocque administre, suivant l'âge, 1 à 4 gram. d'oxide blanc dans un looch; il ne saigne point, à moins que le sujet ne soit déjà un peu âgé, ou au moins d'une forte constitution.

M. Constant, qui a rendu compte de la clinique de ce médecin (*loc. cit.*), préfère de beaucoup, chez les très-jeunes enfants, l'oxide blanc au tartre stibié, qui est capable, suivant lui, de produire chez eux des accidents graves.

Pour un enfant à la mamelle, M. Récamier prescrit de 30 centig. à 1 gram. d'oxide blanc.

Après avoir cité d'imposantes autorités, c'est avec grande réserve que je vais établir quelques propositions sur le mode d'emploi des antimoniaux, et particulièrement du tartre stibié, que j'ai employé beaucoup plus que les autres substances analogues ; je m'appuierai du reste , autant que possible, sur les faits exposés dans le cours de ce mémoire.

Quant au choix du composé antimonial , je n'ai pas assez de faits personnels pour avoir une opinion bien arrêtée à cet égard, et pour m'élever contre de graves autorités.

J'ai rarement administré moi-même l'oxide blanc d'antimoine dans la pneumonie , et jamais dans les cas graves , parce que je lui accordais peu de confiance, l'ayant vu échouer dans plusieurs cas. Quant au kermès , je l'ai vu réussir dans des cas fort graves ; mais encore je l'ai beaucoup moins employé que le tartre stibié , sur lequel, tout d'abord , j'avais compté davantage.

C'est donc , particulièrement, du mode d'administration de ce dernier médicament que j'ai à m'occuper, et je traiterai, à cet égard, les questions relatives aux objets suivants : 1.º quantité du médicament, doses, durée de la médication ; 2.º quantité du véhicule ; 3.º opportunité de l'association avec les narcotiques.

La convenance de l'usage simultané des autres moyens médicaux sera traitée dans chacun des trois articles que nous venons d'indiquer.

1.º Quantité du médicament, doses , etc.

Dans 34 pneumonies guéries , dont 5 affectaient les deux poumons , dont 4 seulement étaient au premier degré, 29 au second degré, ou dans le passage du premier au second , 1 probablement au troisième degré ; dans ces 34 cas, dis-je, j'ai noté avec soin la quantité de tartre stibié prise dans le cours de chaque traitement. Cette quantité est représentée par les chiffres suivants :

	20 centigrammes		1 fois.	
	25	—	1	»
	30	—	6	»
	50	—	3	»
	60	—	7	»
	70	—	1	»
	75	—	1	»
	80	—	1	»
	85	—	1	»
	90	—	1	»
1 gramme	10	—	1	»
1 —	20	—	1	»
1 —	30	—	1	»
1 —	40	—	1	»
1 —	50	—	1	»
1 —	60	—	1	»
2 —	»	—	1	»
2 —	60	—	1	»
2 —	80	—	1	»
3 —	20	—	2	»

Ainsi, dans les deux tiers des cas, la totalité du tartre stibié ingéré a été au-dessous d'un gramme ; dans plus de la moitié des cas, elle n'a pas dépassé 60 centigrammes ; la plupart étaient des pneumonies graves ; presque toutes, il est vrai, avaient été traitées préalablement par la saignée : quelquefois même celle-ci avait été fréquemment renouvelée ; mais c'est à cause de l'insuffisance de ce moyen que le tartre stibié fut administré ; de sorte que la modification heureuse, préparée peut-être par les saignées, fut généralement le résultat immédiat et très-rapide de l'émétique donné à des doses modérées.

Il me paraît donc démontré que des quantités médiocres de tartre stibié peuvent guérir la pneumonie, non pas sans doute quand on les emploie seules, mais lorsqu'on les combine avec les évacuations sanguines; ce fait bien important et la connaissance des accidents produits, dans certains cas, par les très-grandes doses, me semblent faire une loi de la réserve dans la distribution du tartre stibié.

J'ai dit que le plus souvent j'avais cru devoir combiner les évacuations sanguines avec le traitement stibié; voici la marche qui m'a semblé le plus convenable pour l'administration de ce traitement mixte:

Au début, le malade doit être traité par les saignées franchement et largement, si sa constitution le permet; souvent la guérison arrive à la suite de ce seul traitement, qui, certes, est très-efficace. Mais il n'en est pas toujours ainsi: il arrive souvent aussi que le pouls s'accélère en même temps qu'il s'affaiblit, et qu'on voit tous les phénomènes morbides s'aggraver. Il faut donc avoir recours à un nouveau modificateur de l'appareil circulatoire, qui calme celui-ci sans détruire le peu de forces qui restent au malade.

C'est alors, si le tube digestif est dans un état convenable, que l'émétique est d'une heureuse application. C'est dans ces circonstances que, sous l'influence d'une seule potion de 30 centigr. d'émétique, on voit souvent le pouls éprouver une diminution de 20, 25, 30 pulsations. Il n'est pas nécessaire de dire que, si tout d'abord, et sans traitement préalable, un pneumonique se présentait dans les conditions de faiblesse ci-dessus signalées, il faudrait de suite arriver à la médication stibiée.

Si la première potion n'a pas produit un effet aussi heureux, il faut la renouveler, sans augmenter la quantité d'émétique, ou du moins en l'augmentant fort peu; et l'on continue ainsi jusqu'à une amélioration notable. Alors, il faut se rappeler que le tartre stibié, qui est un modificateur thérapeutique puissant et efficace, est aussi un agent dangereux, si on ne le manie pas avec réserve; il faut cesser la médication, ou du moins la mitiger de manière à éviter ses inconvénients. Le kermès donné à doses modérées (20, 30, 40 centigr. par jour) paraît à ce moment rendre de véritables services. La pneumonie, ainsi conduite, arrive le plus souvent à une bonne solution.

Vouloir poursuivre au moyen de l'émétique l'engorgement pulmonaire jusqu'à sa complète disparition, ce serait exposer gratuitement le malade à des accidents graves. Il faut à la nature, pour terminer le travail de résolution, un temps assez long, qu'il n'est pas permis d'abréger au-delà de certaines limites. Au début, de nombreux obstacles s'opposent au travail de la nature, et le plus grand de tous consiste dans l'accélération, dans le désordre de la circulation pulmonaire; on le combat par les saignées ou par le tartre stibié, et mieux encore par l'usage de ces deux moyens diversement combinés. A cette époque de la maladie, on ne saurait mettre trop d'activité dans le traitement. Mais, sitôt que les grands accidents sont amendés, il faut en quelque sorte laisser reposer le malade; il n'est plus nécessaire de déployer tant d'énergie; il faut sans cesse veiller, mais non pas toujours agir.

Lors donc que les troubles généraux ont notablement diminué, il faut devenir réservé dans l'emploi des moyens et s'en rapporter un peu aux efforts médicateurs de la nature. Mais s'il revient de nouveaux accidents, si la fièvre se rallume, si l'oppression reparaît, on a de nouveau recours, pourvu que l'état du tube digestif le permette, à l'emploi de nouvelles doses d'émétique; ou bien, si, depuis les dernières évacuations sanguines, les forces se sont un peu rétablies, on procède par de petites saignées, et l'on empêche souvent ainsi le passage à l'état chronique.

Dans un assez bon nombre de cas, à la fin des pneumonies, il se présente une indication toute contraire à remplir. Le malade est très-affaibli; sa peau est souvent pâle, le pouls peu étoffé. Alors il y a une tendance notable, du moins dans certaines contrées, à l'établissement d'accidents nerveux prenant souvent la forme intermittente. Cette complication, rare à Paris, où la fièvre périodique n'a point de racines, est commune dans notre ville de Nantes, et l'affaiblissement résultant d'une maladie inflammatoire grave et du traitement qu'elle a exigé, y dispose singulièrement. Dans ces cas, les fébrifuges sont nécessaires, et doivent être employés promptement; car l'effet de chaque accès de fièvre est d'ajouter, par une nouvelle congestion, à l'affection pulmonaire. Dans ce cas aussi, et comme accessoires, les révulsifs sur la poitrine peuvent rendre d'assez grands services. Cette superposition d'une fièvre intermittente sur une maladie continue n'a pas échappé à la sagacité de M. Bailly, de Blois, qui attribue à une sorte d'accès pernicieux la terminaison funeste et imprévue de certaines phlegmasies ; et si cet auteur n'a pas fait l'application spéciale de cette connaissance aux affections pulmonaires , c'est sans doute à cause de la rareté relative de ces affections dans les lieux où il observait. Dans la ville que j'habite, au contraire , dont la température est souvent froide et humide, qui est, en outre , par suite des inondations des îles de la Loire , sujette aux retours de fièvres intermittentes, la combinaison énoncée ci-dessus des deux éléments morbides est fréquemment observée.

Quantité du véhicule. — Laënnec , comme il a été dit , employait le tartre stibié dans un véhicule assez étendu (5 centig., 10 centig., au plus 125 millig., dans 100 gram. environ de véhicule). Peut-être , avons-nous dit, est-ce à cette manière d'agir que Laënnec a dû de produire peu d'accidents, malgré une grande hardiesse dans l'élévation des doses.

Beaucoup de médecins ont l'habitude de prescrire toujours la même quantité de véhicule, quelle que soit la dose de l'émétique. Ils donnent, par exemple, une potion de 125 gram., et y dissolvent d'abord 30 centig., puis 40, 50 centig., 1 gram. et même une quantité encore plus considérable d'émétique. On a été conduit à cette concentration du médicament, parce qu'on la croyait une condition essentielle de la tolérance , et qu'on regardait d'ailleurs celle-ci comme indispensable pour assurer l'efficacité du remède. Or, ni l'une ni l'autre de ces opinions n'est fondée, nous croyons l'avoir établi ailleurs ; et comme, d'autre part, les effets irritants, caustiques même, sont en raison directe du degré de concentration, il y a tout avantage à employer un véhicule abondant. Il me semble, en conséquence, peu prudent de mettre un véhicule de moins de 30 gram. pour 5 centig. d'émétique ; et le plus souvent il est convenable d'employer un excipient plus étendu, 60 à 100 gram. par exemple.

Association des narcotiques. — Cette association, qui, suivant Rasori, neutraliserait l'effet des contro-stimulants, paraît véritablement utile dans un certain nombre de cas ; elle l'est surtout quand le malade est affaibli, quand il est affecté d'une irritabilité nerveuse excessive. Mais il ne faut pas oublier que l'intervention des opiacés peut placer l'estomac dans les conditions où se trouve celui d'un sujet paralytique, et l'obliger, en raison de cette modification, à garder un médicament qui l'irrite trop vivement. On éviterait cet inconvénient en employant le véhicule dans de fortes proportions, comme il a été dit plus haut. C'est alors surtout que cette précaution est indispensable, afin qu'une tolérance factice ne devienne pas une cause d'accidents.

Il n'est pas nécessaire, du reste, d'employer les narcotiques à fortes doses ; 15 à 30 gram. de sirop diacode, 20 gram. de sirop de morphine suffisent d'ordinaire.

Il ne sera pas inutile de rappeler ici, en quelques mots, les moyens à employer dans les cas où, par suite de l'oubli des précautions convenables, l'émétique aurait donné lieu à des effets toxiques. Voici ce que MM. Mérat et Delens (Dict. de Mat. Médic.) conseillent contre l'empoisonnement par l'émétique : s'il y a eu un ou plusieurs vomissements, on donne de l'eau tiède en abondance ; si le vomissement n'a point eu lieu, on le provoque aussi au moyen de l'eau tiède, de l'huile et par la titillation de la luette, etc. En cas d'insuccès, il faut recourir aux neutralisants, tels que les décoctions astringentes ; celle de quinquina, proposée par Berthollet, est particulièrement convenable, et c'est au quinquina jaune surtout qu'il faut s'adresser, d'après les expériences de Luchtmann. Si le danger est pressant, on peut avoir recours, suivant les substances qu'on a à sa disposition, au quinquina en poudre délayé dans l'eau, procédé de M. Gendron ; à la teinture de quinquina, employée avec succès par M. Sauveton et M. Serres ; à la décoction de noix de galle, qui a réussi dans les mains de M. Renauldin.

PRÉCAUTIONS A PRENDRE DANS LA CONFECTION DES FORMULES OU ENTRE LE TARTRE STIBIÉ.

Le tartre stibié, qui bout dans l'eau commune, est décomposé par les sels que cette eau contient (fait démontré par Guéranger) ; les sous-carbonates de chaux, de magnésie, s'emparent de l'acide tartrique ; une certaine quantité d'oxide d'antimoine est précipitée ; il reste de l'émétique en solution, mais il en reste peu. (V. Journ. de Chimie Médic., t. IV, p. 368, 412 ; voir aussi l'article déjà cité de M. Rayer, dans le Dict. de Médec. et de Chir. prat.)

MM. Trousseau et Pidoux (ouv. cité, 2.e vol, 2.e partie, p. 19) confirment la remarque qui précède. Suivant eux,

la décomposition est graduelle et n'arrive à son maximum
qu'en douze heures, si le liquide où est dissous l'émétique a une température peu élevée. Elle est instantanée ,
si on porte la liqueur à l'ébullition. Les acides, les alca-
lis, les savons, les hydrosulfures surtout, réagissent notablement sur le tartre stibié (Rayer).

Les liquides traités par les plantes astringentes, et
particulièrement par le quinquina, le décomposent aussi ;
il se fait alors de la crème de tartre et un composé in-
soluble d'oxide d'antimoine et de tannin. La limonade
en contact avec l'émétique produit de la crême de tartre
et du citrate d'antimoine. Le petit-lait donne lieu à la formation d'un phosphate d'antimoine , qui reste dissous à
la faveur de l'excès d'acide. L'émétique se décompose
aussi dans la décoction de tamarin. Dans tous les cas ci-
dessus, l'action vomitive reste la même ; mais les effets
vomitifs sont dus aux nouveaux sels formés (Soubeiran ,
dictionnaire de médecine, 2.ᵉ édit.)

Suivant Th. Laënnec et M. Rayer, les nouvelles com-
binaisons résultant de la décomposition de l'émétique
par le quinquina et autres substances végétales, donnent
lieu aux mêmes effets que l'émétique lui-même.

Quoiqu'en effet la plupart des composés antimoniaux
aient des effets analogues, il est certain au moins que
l'intensité de leur action varie, et qu'il serait peu convenable de substituer à un médicament connu des substances peu étudiées au point de vue thérapeutique. Il faut
donc éviter avec soin d'associer à l'émétique les corps
incompatibles, et avoir recours aux formules les plus simples, qui, dans ce cas comme dans beaucoup d'autres ,
sont incomparablement les meilleures.

Arrivé à la fin de ce mémoire, je n'entreprendrai point d'établir des conclusions générales. Dans chaque chapitre, j'ai tâché de faire connaître, en tenant compte d'un grand nombre d'observations personnelles et d'un bien plus grand nombre d'observations empruntées, ce qu'on peut attendre de l'émétique dans certains cas donnés, ce qu'on peut craindre de son emploi excessif, ce qu'il faut de mesure et de réserve pour éviter les accidents trop réels que peut produire l'émétique.

Il me semble résulter de l'ensemble des documents contenus dans ce mémoire, que, dans beaucoup de maladies, le tartre stibié a été employé d'une manière banale et malencontreuse ; que très-souvent il a été distribué avec une prodigalité tout à fait propre à justifier le fameux anathème porté contre lui en d'autres temps ; qu'il est propre cependant à remplir de nombreuses, d'importantes indications, et, ce qui est précieux, qu'il peut les remplir à des doses modérées, exclusives des accidents graves mentionnés dans différentes parties de ce mémoire.

NANTES, IMPRIMERIE DE Mme Ve CAMILLE MELLINET. — 36,719.

OBSERVATIONS.

Les faits cliniques qui ont servi de base à mon travail sur le tartre stibié, sont nombreux et ont été envoyés tous comme pièces justificatives au concours du Bulletin de Thérapeutique en 1841. Je croirais abuser de la patience du lecteur et grossir bien inutilement ce mémoire en consignant ici toutes mes observations. Plusieurs d'entre elles ont été analysées ou résumées dans le courant de mon travail ; d'autres ont fourni les éléments de quelques tableaux statistiques.

Je me bornerai, en conséquence, à citer un petit nombre de faits relatifs à des malades qui se trouvaient dans des conditions différentes d'âge, de sexe, de tempérament. Je résumerai même quelques-uns de ces faits, ne laissant, autant que possible, que les détails nécessaires.

PREMIÈRE OBSERVATION. (ENFANT.)

Pneumonie très-étendue à gauche (1.ᵉʳ et 2.ᵉ degré), quelques points de pneumonie au 1.ᵉʳ degré à droite.

Frouard, garçon de 6 ans, d'une constitution assez grêle, habituellement alerte et bien portant, avait une toux sèche depuis 10 jours environ, sans être autrement malade, lorsque, le 27 mai 1838, au soir, il fut pris de douleurs à l'hypochondre gauche, avec oppression et augmentation de la toux, qui alors fut suivie d'une expectoration visqueuse non sanguinolente. Une fièvre vive s'alluma et continua depuis ce moment.

Appelé le 29, 3.e jour de la maladie, je constate une fièvre intense; mais les phénomènes locaux sont ceux d'une simple bronchite.

Après deux applications de 6 et de 4 sangsues, faites sur le thorax, le 29 et le 30, il n'y a point d'amélioration. En effet, le 31, les symptômes de bronchite sont bien diminués, le râle sibilant est moins étendu : mais, du côté gauche, il existe de la respiration bronchique autour de l'angle inférieur de l'omoplate; un râle sous-crépitant assez fin dans ce même lieu, ainsi que dans une zone environnante de deux doigts environ.

Diagnostic : pneumonie à gauche arrivant au 2.e degré.

Saignée de bras de 180 grammes; sang légèrement couenneux.

Le 1.er *juin,* sixième jour de la maladie, fièvre un peu moins forte; facies moins mauvais : 4 sangsues sont appliquées de nouveau sur le côté gauche du thorax.

Le 2 juin, septième jour, état fort grave : peau toujours brûlante; pouls élevé à 142 pulsations; oppression considérable, 56 inspirations par minute; même toux; crachats visqueux, transparents, de couleur citrine.

Auscultation : respiration bronchique unie au râle crépitant dans toute la partie postérieure gauche, et une portion de la face latérale; râle crépitant uni à la respiration vésiculaire sur le reste de la face latérale.

Râle crépitant dans quelques points du poumon droit; son un peu mat à gauche.

Diagnostic : pneumonie très-étendue à gauche, arrivée, dans une grande partie de ce côté, au 2.ᵉ degré; quelques points de pneumonie au 1.ᵉʳ degré à droite.

Saignée de bras, 125 grammes.

Diète, tis. gomm.

Potion : Tartre stibié........ 10 centigr.
          Eau distillée........ 80 grammes.
          Sirop de gomme.... 15 grammes.
          Sirop diacode...... 8 grammes.

A prendre par demi-cuillerée à soupe, d'heure en heure.

Sang non couenneux, caillot formant la moitié de la masse.

Trois vomissements après la troisième cuillerée de potion. On en suspend l'administration.

Le soir, au dire de la mère, la peau est fraîche comme elle n'avait point encore été.

Le 3 juin, huitième jour, pouls à 125, peau chaude, facies meilleur, respiration bronchique moins marquée, râle crépitant toujours très-étendu à gauche, moins de râle crépitant à droite.

Prescription : finir la potion de la veille et en commencer une autre contenant 15 centigrammes de tartre stibié avec le même excipient.

Le 4, neuvième jour, à onze heures, les deux tiers restants de la première potion, les deux premiers tiers de la nouvelle, ont été pris; soit en 24 heures, un peu plus de 15 centigrammes de tartre stibié. Il y a eu deux vomissements seulement et pas de selles. Peau plus fraîche, facies bon, pouls encore fréquent; respiration beaucoup moins accélérée, à 42 environ.

Le râle crépitant est joint à une respiration vésiculaire plus puissante à gauche; à peine reste-t-il un peu de râle crépitant à droite.

Sommeil les deux dernières nuits.

Prescription : 15 centigr. tartre stibié dans le même excipient, diète, tisane gomm., pot. gomm.

Le 5, dixième jour, le malade est encore un peu mieux que la veille. La respiration un peu moins fréquente, la fièvre moins forte, les phénomènes stéthoscopiques meilleurs. La potion a été bien tolérée; pas de vomissements ni de selles.

Prescription : 15 centigr. tartre stibié, diète, tisane gomm.; potion bien tolérée.

Le 6, amélioration tout à fait marquée; pouls souple, à 96 pulsations; peau peu chaude; facies excellent, pâleur, amaigrissement; 34 inspirations par minute; crachats moins visqueux, à peu près complétement muqueux.

Auscultation : respiration vésiculaire bien marquée dans tout le côté gauche; râle crépitant très-sensible et assez étendu, fin et nombreux, mais entendu seulement à la suite de la toux et dans les inspirations fortes; point de souffle bronchique; respiration pure à droite.

Ventre parfaitement indolent, langue humide et nullement rouge, aucune douleur à la gorge; cette partie, explorée à l'aide de la cuiller, ne présente ni éruption ni rougeur.

Constipation depuis plusieurs jours, malgré l'emploi du tartre stibié.

L'appétit se prononce.

Tartre stibié, 8 centigr. ; bouillon.

Quatre vomissements bilieux et glaireux ; une selle avec expulsion de six lombrics vivants.

Le 8, pouls calme, 96 ; peau plus fraîche ; respiration peu fréquente, bruit vésiculaire plus puissant ; tube digestif parfaitement bien, gorge de même ; sommeil excellent.

3 cuill. panade, bouillon, tisane gomm. ; pot. kermès, 20 centigr. ; 4 nouveaux lombrics sont évacués.

Le 9, quatorzième jour, le mieux marche rapidement ; peau presque fraîche, pouls calme, à 90 ; face pâle exprimant le repos ; 24 inspirations ; resp. vésiculaire forte, sans râle crépitant, même dans les fortes inspirations et après la toux ; celle-ci est suivie seulement d'un peu de râle muqueux ; langue belle, aucun symptôme d'irritation à la gorge ni dans le tube digestif, ventre souple.

Bouillon ; 4 cuillerées de potage, 2 fois.

Pot. kermès, 10 centigr. ; lavement émollient.

Le 10, même état ; 4 cuill. de potage, 3 fois.

Le 11 *et le* 12, peau fraîche, pouls à 75 environ, respir. 24 ; très-peu de toux, respiration vésiculaire et nette dans tous les points, sentiment de bien-être, visage calme, face pâle, un peu bouffie ; ventre et gorge parfaitement bien, selles spontanées donnant issue souvent à quelques lombrics : 16 de ces animaux ont été rendus depuis le commencement de la maladie.

Sommeil bon ; appétit.

5 à 6 cuill. de potage, 3 fois.

Du 13 *au* 16, l'amélioration continue ; de temps en temps le pouls reprend un peu de fréquence, sans qu'il survienne de nouveaux phénomènes du côté des poumons. Je permets quelques aliments solides.

Depuis lors, la guérison ne s'est pas démentie.

Le 17, très-bien, point de fièvre, point de toux, respiration excellente, appétit modéré, sommeil parfait, retour des forces; notre petit convalescent se promène.

Le 20, il tousse à peine une ou deux fois le matin, quoiqu'il fasse des imprudences; je le trouve, en effet, hors de la maison, peu vêtu et par un très-mauvais temps.

Réflexions. — Dans cette observation, l'influence avantageuse du tartre stibié paraît incontestable. A la suite de la première potion, le pouls tombe de 142 à 125, la peau perd beaucoup de sa chaleur, la respiration descend bientôt de 56 à 42 ; les phénomènes locaux tirés de l'auscultation et de la percussion se modifient d'une manière avantageuse; le sommeil reparaît.

Malgré le jeune âge du sujet, il ne se manifeste, sous l'influence de la médication, donnée il est vrai avec la réserve nécessaire en pareil cas, aucun signe d'irritation, soit à la gorge, soit dans les diverses parties du tube digestif.

La présence des lombrics dans l'intestin ne paraît pas avoir eu une grande influence sur l'état du jeune Frouard; leur expulsion, du reste, était avantageuse, et a sans doute été hâtée par le traitement employé.

DEUXIÈME OBSERVATION. (SUJET ADULTE.)

*Tartre stibié dans un cas de pneumonie double, arrivée
d'un côté au deuxième degré.*

HÔTEL-DIEU DE NANTES, SALLE 6, LIT 22.

Le nommé Guicheteau, âgé de 38 ans, marié, père de
quatre enfants en bas âge, exerce la profession de bous-
queur. Constitution assez forte, tempérament sanguin,
pauvreté, excès, santé généralement bonne.

Cet homme, en travaillant, le 26 janvier 1839, tomba
assez rudement, mais de sa hauteur seulement, sur la
fesse gauche; il continua ses occupations le lendemain.

Le 28, dans la matinée, il fut pris d'un frisson assez
fort, d'une douleur en dehors du sein droit, d'oppression,
de toux, de fièvre, sans cause connue. Suivant lui, la
cause était la chùte.

Appelé le 29, je le trouvai dans un état d'anxiété extrême, et constatai, du reste, les symptômes suivants :
Face rouge, vultueuse, présentant cette demi-stupeur
qu'on observe assez souvent dans le deuxième degré de la
pneumonie; oppression considérable; toux suivie de l'expectoration de crachats visqueux, demi-transparents,
rouillés et recouverts de petites bulles; douleur au côté
droit.

Percussion : son un peu obscur dans la moitié supérieure de la face postérieure du poumon droit. —Auscultation : respiration bronchique et bronchophonie dans cette
même étendue; râle crépitant un peu plus bas; un peu de

râle sous-crépitant à la base du poumon gauche. Le râle de ce côté est circonscrit à une zone de 5 centimètres environ ; peau chaude, pouls roide et fréquent ; céphalalgie vive. L'inappétence est le seul désordre fonctionnel du côté des organes digestifs.

Depuis ce jour jusqu'au 2 février, 3 saignées de 550, 500 et 400 grammes, deux applications de 15 sangsues sur le côté, suivies d'un écoulement de sang abondant, ne modifièrent pas notablement l'état de ce malade. Le seul effet de ce traitement dut être de rendre la maladie stationnaire, sans aggravation. La diminution de la céphalalgie, la diminution dans la force du pouls, tels furent les changements appréciables.

Après quelques hésitations à entrer à l'Hôtel-Dieu, qui entravèrent le traitement, Guicheteau y fut admis le 2 février 1839.

L'auscultation et la percussion donnaient encore les résultats ci-dessus : la douleur de côté était moindre ; l'oppression, la toux, persistaient au même degré ; l'expectoration était la même ; anxiété ; face vultueuse ; pouls à 120, respiration à 42.

A 2 heures après midi, je prescrivis :

Saignée de bras de 320 grammes.

Potion : Tartre stibié......... 30 centigr.

Sirop de fleurs d'oranger. 30 grammes.

— diacode......... 15 grammes.

Eau dist............ 200 grammes.

Deux cuillerées toutes les demi-heures.

Quelques nausées, pas de vomissements ; selles abondantes.

Le 3 *février matin*, septième jour de la maladie, mieux sensible ; oppression et toux beaucoup diminuées ; la respiration donne 34 ; le pouls, 90. Auscultation : un peu de râle crépitant mêlé à la respiration bronchique, à la partie supérieure et postérieure droite.

Tartre stibié, 40 centigr. ; véhicule, 250 grammes.

Point de vomissements, plusieurs selles.

Le 4, huitième jour, mieux marqué ; respiration paisible, donnant 20 inspirations par minute ; disparition de la douleur ; très-peu de matité et de respiration bronchique ; moins de râle crépitant.

Tartre stibié, 60 centigr. ; véhicule, 320 grammes.

Le 5, neuvième jour, mieux manifeste ; respiration presque pure, point de fièvre.

Gruau, crème de riz, bouillon.

Le 6, il reste à peine quelques bulles de râle crépitant ; état général excellent, convalescence confirmée.

Demi-quart.

Le 8, douzième jour, respiration parfaitement pure.

Le 12, seizième jour depuis le début de la maladie, Guicheteau est tout à fait bien et sort de l'Hôpital.

Réflexions. — Dans ce fait je trouve à noter :

1.º La rapidité de la guérison.

2.º La cessation prompte de tous les phénomènes morbides, y compris ceux qu'on perçoit à l'aide de l'auscultation et de la percussion. Ceux-ci, il faut le dire, persistent d'ordinaire bien plus longtemps, quel que soit le traitement employé.

3.º L'influence évidente du tartre stibié. Ce médicament n'est intervenu, il est vrai, qu'après quatre saignées et deux applications de sangsues ; mais, au moment où son administration a été commencée, tout restait à faire pour l'amendement des symptômes.

TROISIÈME OBSERVATION. (ADULTE.)

Pneumonie au 2.ᵉ degré, étendue aux 3|4 du poumon gauche.

HÔTEL-DIEU DE NANTES, SALLE 2, N.° 20.

Traverson (Mathurin), célibataire, 19 ans, journalier, employé à tourner une carde, est pris, le 1.ᵉʳ février 1838, des symptômes d'une bronchite avec fièvre et légère gastro-colite, après l'ingestion d'une quantité assez grande d'eau froide.

Entré à l'Hôtel-Dieu le 3 février, il présente, le 4, les symptômes d'une bronchite grave : pouls peu développé, assez dur, à 96 pulsations; toux fréquente, oppression ; quelques stries sanguinolentes dans des crachats muqueux. L'auscultation, pratiquée avec soin, ne donne que les signes de la bronchite.

Mais, peu de temps après une saignée faite ce même jour, et pendant laquelle il a peut-être éprouvé un refroidissement, il est saisi d'une douleur au côté gauche, avec aggravation des symptômes pulmonaires.

Le 5, deuxième jour, point de côté à gauche; oppression ; pouls fréquent, dur, un peu serré; crachats rouillés, peu visqueux. Auscultation : respiration bronchique et bronchophonie dans presque toute la région postérieure gauche (depuis le haut de l'omoplate jusqu'à la partie inférieure du thorax) ; absence de tout râle dans cette même étendue ; râle crépitant sans aucun mélange de bruit respiratoire, à la partie postérieure de la région latérale gauche ; respiration vésiculaire en avant. Percussion : matité en arrière ; son normal en avant, quelle que soit la position du malade ; face d'un rouge foncé, surtout à gauche ; demi-stupeur. Décubitus dorsal obligé.

Quatre saignées sont faites les deux jours suivants, donnant ensemble 1,500 grammes de sang à peu près : sang assez riche ; couenne de 10 à 16 millimètres sur le sang des trois dernières saignées, couenne mince sur la première.

Le 7 février, quatrième jour, après ces quatre évacuations sanguines faites en deux jours, j'inscris les symptômes suivants : oppression forte ; crachats brunâtres, couverts de petites bulles, médiocrement visqueux ; respiration bronchique et bronchophonie plus étendues ; disparition du râle crépitant ; respiration puérile à droite ; pouls dur, fréquent, redoublé ; peau chaude ; langue rouge, mais humide ; un peu de douleur à l'épigastre.

On prescrivit alors, malgré une légère nuance d'irritation gastrique, une potion composée comme suit :

Tartre stibié................. 60 centigr.
Eau distillée................. 125 grammes.
Sirop diacode................. }âà 15 grammes.
   — de fleurs d'oranger....... }

Cinq à 6 vomissements ont lieu pendant l'administration du remède.

Dès le lendemain, *8 février*, il y a un mieux prononcé : facies exprimant le calme ; pouls à 72, sans dureté ; peu d'oppression ; crachats muqueux, écumeux ; râle crépitant uni à la respiration bronchique, à la jonction des faces latérale et postérieure gauche ; langue comme la veille, rouge, mais humide ; la douleur épigastrique n'est pas augmentée.

Prescription : diète, tisane gommeuse ; looch kermès, 40 centigrammes.

Nausées, sans vomissements.

Une dose plus forte de kermès (60 centigr.) donnée le jour suivant est mieux tolérée.

Le 10 , le mieux a fait de grands progrès ; la respiration vésiculaire a beaucoup gagné, on entend fort peu de râle crépitant ; respiration bronchique et bronchophonie plus circonscrites ; pouls à 66, souple ; facies excellent.

On continue le kermès à doses décroissantes jusqu'au 18 février ; on finit par 10 centigrammes : la langue, qui a continué d'être un peu rouge, mais de moins en moins, n'est que légèrement animée le 18 ; alors il n'y a aucune douleur abdominale, l'appétit est prononcé ; la demie d'aliments le matin et le quart le soir sont accordés depuis le 15, et passent très-bien ; pouls de 50 à 55.

Une légère recrudescence de la gastro-entérite cédant facilement à une diminution dans l'alimentation, un accès de fièvre isolé, une nouvelle bronchite contractée dans la cour par un temps froid et humide, retardent un peu la sortie du malade, qui a lieu néanmoins le 12 mars, dans un excellent état de santé.

Notons dans cette observation :

1.° Le bon effet de la potion stibiée donnée le 7 février.

2.º La non-aggravation des symptômes d'irritation gastrique.

3.º La persistance de mieux obtenu le 7, bien qu'on ait substitué à la potion stibiée un looch au kermès; looch moins actif, mais aussi plus innocent.

Il arrive souvent que sous l'influence d'une seule potion émétisée donnée en 24 heures, la maladie soit enrayée dans sa marche, de telle sorte qu'abandonnée à elle-même, elle arrive sans entrave à une heureuse solution. Quand le médecin reconnaît les signes de cette profonde modification imprimée à la maladie, il est de son devoir de cesser une médication qui n'est plus utile et qui pourrait devenir dangereuse.

QUATRIÈME OBSERVATION. (FEMME DE 57 ANS.)

Pleuropneumonie à gauche; un tiers du poumon hépatisé; tartre stibié administré, en raison d'un danger pressant, malgré une irritation gastro-intestinale assez prononcée.

Femme Beillard, âgée de 57 ans; tempérament nerveux, constitution grêle et faible. Cette femme tient un bateau à laver et demeure rue des Olivettes.

Après un mois de malaise sans maladie prononcée, elle est prise, le 3 février 1838, à la suite d'un refroidissement, d'un point de côté en dessous et en dehors du sein gauche, avec des irradiations douloureuses vers le flanc, d'une toux rare et d'un frisson, qui, depuis lors, s'est renouvelé plusieurs fois sans régularité.

Elle est prise en même temps de douleur à l'épigastre, de dégoût, de diarrhée ; elle s'applique, sur l'avis d'une voisine, 12 sangsues à l'anus, et se met à peu près à la diète.

Le 8, sixième jour de la maladie, je suis appelé. Les symptômes pulmonaires sont devenus très-alarmants ; oppression ; anxiété ; toux brève, arrêtée ; douleur du côté gauche très-vive, augmentée par les mouvements respiratoires, par la toux, par les mouvements du tronc ; décubitus impossible à gauche ; expectoration difficile de crachats visqueux, bulleux, rouillés, transparents. Les efforts de toux amènent des envies de vomir.

Signes physiques tirés de l'auscultation et de la percussion : respiration bronchique et bronchophonie au-dessous de l'aisselle gauche, son obscur dans le même lieu ; quelques bulles rares de râle crépitant à la jonction de la face latérale et de la face postérieure.

Respiration vésiculaire pure en arrière ; son clair dans la même région ; face altérée exprimant la souffrance ; yeux creux ; teint jaune, excepté aux pommettes, qui sont rouges, la gauche sensiblement plus que la droite ; pouls faible, médiocrement fréquent, très-irrégulier, quoique la malade n'ait jamais eu de palpitations et n'offre aucun signe d'affection du cœur.

Langue sèche et un peu rouge ; soif ; inappétence ; douleur à l'épigastre, augmentée par la pression.

Prescription : saignée de bras de 200 grammes ; deux heures après, six sangsues entre l'épigastre et l'hypochondre droit ; cataplasmes émollients sur la même région ; diète ; eau gommeuse.

Le soir, à 7 heures, même état du pouls et des forces ; mêmes symptômes : nouvelle saignée de 225 grammes ; le sang de ces deux saignées est légèrement couenneux, le caillot assez dense ; un quart de sérosité.

Le 9, septième jour de la maladie, un peu moins de douleur au côté ; même état du reste ; pouls toujours faible et irrégulier : je n'ose insister sur la saignée.

Looch bl., bouillon de veau, vésicatoire de 12 centimètres *loc. dol.*

Le 10, huitième jour, nuit mauvaise ; toux encore arrêtée et très-douloureuse ; crachats couleur jus d'orange, transparents, bulleux, visqueux ; expectoration très-difficile, souvent suivie de nausées ; phénomènes stéthoscopiques et plessimétriques comme le 8 ; même état du tube digestif, cependant la langue est un peu moins sèche et moins rouge ; même pouls ; oppression extrême ; prostration ; anxiété.

Prescript. Potion : Tartre stibié........ 40 centigr.

         Sirop de fleurs d'orang. ⎱ ââ 15 gr.
            — diacode........ ⎰

         Eau distillée........ 100 gram.

A prendre par cuillerée, de demi-heure en demi-heure ; bouillon de veau.

La potion détermine sept vomissements et trois selles bilieuses, liquides.

Le soir, il ne reste plus que deux cuillerées à prendre : diminution notable de la douleur de côté et de l'oppression ; toux moins fréquente et moins pénible ; moins de rougeur aux pommettes, moins d'anxiété.

Nuit plus calme, un peu de sommeil.

Le 11, neuvième jour, les deux dernières cuillerées de la potion de la veille et une nouvelle potion contenant 20 centigrammes de tartre stibié, ont été prises la nuit et n'ont pas été mieux supportées : quatre vomissements ; deux selles liquides.

Néanmoins, à dix heures du matin, la malade se trouve beaucoup mieux : la douleur de côté a entièrement disparu ; l'oppression est très-modérée ; quelques crachats sont encore sanguinolents, mais la plupart sont réunis en une masse ressemblant assez à une solution épaisse de gomme arabique ; visage calme ; coloration des pommettes presque naturelle ; pouls régulier, peu fréquent, moins faible : les nausées persistent, mais il y a peu de douleur à l'épigastre et la langue est moins sèche.

Prescription : looch bl., bouillon de veau, quelques cuillerées de bouillon de bœuf, tisane gommeuse.

Quoique la malade ne prenne plus de tartre stibié, les vomissements continuent et se reproduisent six fois dans les vingt-quatre heures : le bouillon gras n'est pas supporté ; les autres boissons le sont fort mal. L'amendement dans les symptômes pulmonaires et dans l'attitude générale va en augmentant.

Le 12, dixième jour, les crachats deviennent entièrement muqueux ; peu de toux et d'oppression ; état général excellent : cependant les symptômes d'irritation gastrique continuent.

Extrait thébaïque, 3 centigrammes ; eau sucrée prise par cuillerée pour seule boisson.

Le 14, douzième jour, les vomissements cèdent enfin sous l'influence de deux vésicatoires de 6 centimètres placés l'un à l'épigastre, l'autre à l'hypochondre gauche.

Le 18, seizième jour, le premier essai de quelques cuillerées de bouillie fait depuis la veille n'a pas réussi ; il en résulte un léger retour de l'état fébrile, qui avait entièrement cédé.

Notons encore l'existence de quelques aphtes qui se montrent dans la bouche depuis deux ou trois jours.

Le 20, dix-huitième jour, la malade peut enfin supporter une légère alimentation. Il reste encore un peu de souffle bronchique et quelques bulles de râle crépitant dans une très-petite partie de la région sous-axillaire; tous les autres phénomènes pulmonaires ont cédé.

Pouls parfaitement calme.

Du 20 *au* 28 *février,* amélioration progressive, sauf quelques balancements résultant de légères imprudences, et manifestés par un peu de pesanteur à l'estomac, ou par une légère fréquence du pouls. A la dernière de ces dates, il n'existe plus aucun phénomène stéthoscopique.

La santé se rétablit entièrement dans les premiers jours de mars.

Réflexions. — Je tirerai de cette observation les conclusions suivantes :

1.º Lorsqu'il existe une irritation gastro-intestinale, l'administration du tartre stibié l'exaspère en général à un certain degré.

2.º Malgré cette exaspération des accidents gastro-intestinaux, malgré une intolérance complète du médicament, celui-ci peut exercer une influence favorable sur des symptômes pulmonaires menaçants.

3.º L'irritation de la membrane muqueuse gastro-intestinale doit être, dans le plus grand nombre des cas, considérée comme une contre-indication à l'emploi des anti-moniaux et du tartre stibié en particulier.

4.º Cependant, lorsqu'il existe un danger pressant du côté de la pneumonie, et que l'affection gastro-intestinale offre au contraire peu de gravité, le tartre stibié, donné avec modération, peut encore rendre de véritables services.

FIN.

Nantes, Imprimerie de M.ᵐᵉ veuve Camille Mellinet. — 36,719.

TABLE DES MATIÈRES.

FIN DE LA TABLE.

Nantes, Imprimerie de M.ᵐᵉ veuve C. Mellinet. — 36,719.

www.ingramcontent.com/pod-product-compliance
Lightning Source LLC
LaVergne TN
LVHW021434170726
843501LV00005B/1325